GUÍA S.O.S. PARA ADICTOS A LA COMIDA

Cómo Identificar, Detener por Completo y Revertir la Adicción a la Comida

HARRISON BARLOW

Índice

Introducción — v

1. La Ciencia De Comer — 1
2. Hábitos Poco Saludables — 15
3. Ser Consciente Al Comer — 37
4. Beneficios De La Alimentación Consciente — 51
5. Principios De La Alimentación Consciente — 65
6. Hacer La Alimentación Consciente Un Hábito — 87
7. Estrategias De Afrontamiento — 107
8. Atención Plena Y Trastornos De La Alimentación — 129
9. Alimentación Consciente Y Pérdida De Peso — 149

Conclusión — 163

Introducción

Las personas vienen en todas las formas y tamaños y tienen su propia historia con la comida. Pueden tener peso bajo, sobrepeso u obesidad. Los medios están inundados de consejos sobre cómo comer para formas corporales específicas, los mejores ejercicios y la última dieta, pero muchas personas aún tienen batallas alimentarias. Independientemente, la única constante para todas las personas es que tienen que comer, pero la pregunta más importante es por qué una persona come de la manera en que lo hace.

Los hábitos alimenticios están arraigados en el estilo de vida y la personalidad. La mejor manera de considerar los hábitos alimenticios es pensar en la forma en que se come.

Aquí hay algunas historias de otras personas con respecto a sus patrones de alimentación:

"Siempre he sido una persona ocupada administrando mi propio negocio, cuidando a los niños y participando en varios deportes.

Tomo algunos refrigerios rápidos como palitos de zanahoria o barras de proteína para seguir adelante, pero sé que no como lo suficiente. Cuando tengo tiempo para mí, como cualquier cosa que esté disponible, no importa si es malo o bueno. Después, me siento mal". - Andrea, 42 años

"De niños, mi madre servía nuestra comida y comíamos todas las comidas en la mesa. Mis padres eran muy estrictos y teníamos que comer todo lo que había en nuestros platos antes de poder levantarnos de la mesa. Recuerdo sentirme lleno antes. Podía terminar mi plato, pero no tenía la opción de cuándo dejar de comer. Esto abrió mi apetito y seguí comiendo porciones más grandes como adulto. Ahora, tengo sobrepeso y desearía poder cambiar mi situación". - Pablo, 33

"Como cada vez que me siento estresado o emocional. He estado en demasiadas dietas para contarlas y las sigo bastante bien, excepto cuando sucede algo malo. Entonces todo se va por la ventana y vuelvo a mis malos hábitos."- María, 27

¿Te reconoces en los pensamientos compartidos por Andrea, Pablo y María?

Muchas personas están tratando de perder peso, aumentar de peso o mejorar sus hábitos alimenticios. No es fácil, pero el cambio es posible. Hay una manera de consumir alimentos de forma saludable, sin ningún sentimiento de culpa o vergüenza, ¡y disfrutarlo también! Este método es la alimentación consciente.

La atención plena aumenta tu conciencia del momento en el que te encuentras y mejora tu apreciación de un estado actual. La alimentación consciente es una extensión de este concepto. Te permite sumergirte en el comer para que puedas nutrir tu cuerpo y tu alma. La alimentación consciente crea una apreciación por los alimentos, cómo se cultivan y producen, y el proceso de alimentación. Durante este tiempo, te vuelves más consciente de tu papel en el contexto de la comida.

La alimentación consciente no es un plan de dieta, es un estilo de vida. Con la alimentación consciente, te vuelves consciente de la experiencia alimentaria a través de la participación activa. Te permite verte a ti mismo bajo una luz diferente mientras mejoras tu relación con la comida. La alimentación consciente trata de apreciar cada momento de la comida, el beneficio que aporta a tu cuerpo y cómo te hace sentir. Convertirte en un comedor consciente te permite reducir la ansiedad por la comida, lidiar con tus emociones y te da el control en lugar de que la comida te controle a ti. Es apta para toda la familia porque no es una dieta que elimina alimentos o restringe la ingesta de calorías.

Una vez que aprendes a comer con atención, te das cuenta de que no hay alimentos correctos o incorrectos y que puedes disfrutar de todos los alimentos en diversos grados.

Aprendes a aceptar que eres único, por lo que tu experiencia gastronómica también será distintiva.

Como un comedor consciente, tienes la opción de qué comer y el control para concentrarte solo en el proceso de comer para mejorar la conciencia. Al obtener esta conciencia, te vuelves responsable de tus propias elecciones de alimentos y aceptas que eres el único que puede controlar tu salud y tu vida. Esto te permite continuar comiendo conscientemente sin ceder a tus emociones o influencias externas.

A lo largo de este libro, veremos los principios de la alimentación consciente, la aplicación práctica, cómo hacer que forme parte de tu vida y cómo abordar los comportamientos alimentarios problemáticos. Comer conscientemente no es difícil, pero es normal desviarse de vez en cuando. Para facilitar la alimentación consciente, consideraremos cómo los pequeños cambios pueden tener un gran efecto, así que no te esfuerces por convertirte en un consumidor consciente de la noche a la mañana. En su lugar, tómate tu tiempo para dominar los conceptos que te resulten más fáciles antes de pasar a otras estrategias de alimentación consciente. ¡Lo más importante es que este libro te enseñará a amarte a ti mismo cuidando tu salud de la mejor manera posible!

Un pediatra estadounidense y educador sobre la alimentación consciente y prácticas Zen comparte este pensamiento:

"La alimentación consciente reemplaza la autocrítica con el autocuidado. Reemplaza la vergüenza con el respeto por tu propia sabiduría interior".

La Ciencia De Comer

COMER ES una actividad placentera para la mayoría de las personas. Proporciona nutrición y consuelo, lo que puede ser la razón por la que buscas comida constantemente.

Pocas personas comen las porciones recomendadas, especialmente si se trata de un alimento muy apreciado. Es un gran desafío comer sano si realmente amas un alimento específico. ¿Por qué es este el caso? Comprender por qué comes de la forma en que lo haces es el primer paso para comprenderte mejor a ti mismo y lidiar con tus problemas de alimentación.

Comer es necesario para sobrevivir y tu cerebro está programado para buscar alimentos para su sustento.

. . .

En siglos anteriores, la gente cazaba y buscaba específicamente alimentos con más calorías (como plátanos en lugar de tomates) para asegurarse de poder realizar sus tareas diarias, pero estas actividades eran más físicas de lo que son hoy. Hoy en día, la gente sigue eligiendo alimentos ricos en calorías, pero el estilo de vida contextual ha cambiado por completo. A menudo, los alimentos que son más baratos y están más fácilmente disponibles están repletos de grasa, azúcar y carbohidratos.

Además del impulso innato de comer para sobrevivir, las personas también forjan vínculos emocionales con la comida. Por ejemplo, tu familia puede comer pastel todos los viernes, tener comidas de tres platos para los cumpleaños o celebrar ser el equipo ganador con un par de bebidas alcohólicas. Todos estos eventos te hacen sentir bien y no puedes imaginar esos eventos sin estos patrones de consumo.

Del mismo modo, puedes desear la sopa de pollo que prepara tu madre cuando no te sientes bien porque esta comida nostálgica lo hizo sentir mejor. Este vínculo emocional con la comida es algo con lo que muchas personas luchan, pero la biología tiene algo que ver con esta situación.

Un bucle biológico

. . .

Tu cerebro envía señales para informarte que quiere comer. Cuando esto sucede, el hipotálamo, una parte del cerebro, activa neurotransmisores y hormonas que lo alientan a comer. Entonces, comer es un proceso biológico. Sin embargo, comer es algo que te enseñan a hacer desde que naces. El acto de masticar y tragar comienza cuando eres un bebé y proporciona satisfacción porque estás respondiendo a la llamada del hipotálamo.

A medida que comes, tu estómago se expande y los receptores envían señales a tu cerebro para indicar que te estás acercando a la saciedad. Esta conexión entre tu mente y tu cuerpo se conoce como conexión mente-intestino. Los receptores también activan la liberación de hormonas para sentirse bien, lo que hace que comer sea una actividad placentera. Una de estas hormonas es la dopamina que te recompensa por comer al proporcionarte sensaciones de placer, razón por la cual muchas personas comen para sentirse mejor. La verdad, sin embargo, es que las hormonas para sentirte bien pueden ser desencadenadas por otras acti-vidades además de comer, por lo que la comida no debe ser el único mecanismo de supervivencia que utilices.

Razones para comer

La comida está a nuestro alrededor, lo que significa que hay tentación y una razón más para comer.

. . .

Las personas comen más porque la comida es conveniente, accesible y está diseñada científicamente para hacer que la experiencia de comer sea placentera. Este aluvión de información alimentaria supone un desafío. ¿Tienes hambre físicamente o es tu mente y tu cuerpo que te están jugando una mala pasada?

En la mayoría de los casos, puedes clasificar tu hambre en una de tres categorías. La primera es una necesidad física de comer. Si realmente tienes hambre, entonces estarías dispuesto a comer cualquier cosa. Para determinar si tienes hambre físicamente, pregúntate si estás dispuesto a comer una zanahoria o algo similar que sea realmente saludable, específicamente si no es algo que normalmente elegirías. La segunda razón para comer es el deseo o querer consumir alimentos. Por lo general, este deseo se manifiesta como antojos de algo dulce, sabroso, cargado de carbohidratos o con textura. Es un deseo experiencial y no una punzada de hambre física. La razón final es creer que debe comer, como pensar que debe comer porque es la hora del almuerzo o porque otras personas están comiendo.

La forma en que comemos

Ahora que conoces las razones por las que la gente come, es hora de analizar las indicaciones de alimentos y la forma en que los comemos.

· · ·

Los medios de comunicación y las tiendas de comestibles bombardean a los compradores con numerosas opciones de alimentos e incluyen todo tipo de afirmaciones científicas.

Desafortunadamente, muchos alimentos que son saludables están en las tiendas porque son caros o porque la gente prefiere los alimentos precocinados. Veamos cómo todos estos factores se unen para ayudarnos a elegir alimentos y obtener una idea de cómo puede ayudar la alimentación consciente.

Sabor en lugar de salud

A veces, las personas no eligen naturalmente los alimentos en función de que sean saludables. Más bien, la gente prefiere alimentos que saben bien. Por ejemplo, puede decidir comer una naranja porque es dulce, no porque contenga mucha vitamina C. Este deseo por el buen gusto es algo con lo que se nace y se desarrolla con el tiempo. Estar expuesto a una variedad de alimentos cuando era niño puede hacer que le resulte más fácil disfrutar de alimentos más saludables, pero en muchos casos, tendrás que adquirir el gusto por los alimentos saludables sabiendo que son buenos para ti. La alimentación consciente te ayudará a aumentar tu conciencia sobre los alimentos y te enseñará a saborear cada bocado.

. . .

Favoritos

Todo el mundo tiene una comida favorita, y probablemente más de una. Tu comida favorita podría proporcionarte una sensación de nostalgia o evocar buenos sentimientos, por lo que podrías comer esta comida con más frecuencia. Muchas personas luchan por renunciar a sus comidas favoritas cuando se ponen a dieta y probablemente rompen su dieta porque eligieron comer una favorita. Tener una obsesión con estos alimentos evitará que sigas una dieta, pero comer conscientemente no requiere que renuncies a ningún alimento. En su lugar, aprenderás a disfrutar de tus comidas favoritas con moderación teniendo en cuenta tu salud.

Una dieta personal

Eres un individuo único y tienes tu propia personalidad. Le gustan ciertos alimentos preparados de formas específicas, al igual que tiene otros hábitos alimenticios. Por ejemplo, puedes comer tres comidas al día según un plan de comidas o preferir seis comidas más pequeñas al día. Cambiar la personalidad de tu dieta para adaptarte a una nueva dieta es un desafío porque estás acostumbrado a hacer las cosas de una manera específica. La alimentación consciente no requiere adaptaciones a la personalidad de tu dieta. Te enseña a usar la personalidad de tu dieta de manera consciente, que es la clave para el éxito en el control del peso.

· · ·

Consumo visual

El dicho, "comer con los ojos" es uno con el que puedes estar familiarizado. Significa que mirar la comida despierta tus sentidos y te hace querer comer la comida que ves.

Piensa en los menús de los restaurantes que contienen imágenes, ve programas de cocina y exhibiciones de alimentos en la tienda. Naturalmente, gravitas hacia los platos con atractivo visual y te encuentras salivando simplemente mirando el plato. La comida que se ve bien es una tentación, pero comer conscientemente te ayudará a decidir si realmente necesitas comer esa comida o si puedes replicar un plato de una manera más saludable.

Opciones en abundancia

¿Alguna vez has estado en un restaurante buffet, o tal vez tuviste un buffet en una boda? Hay tantas opciones que no sabes cuál elegir, así que tomas un poco de todo. Piensa en el último buffet por un momento. Si tomaste dos tipos de carne, arroz, papas asadas, tres verduras, ensalada y dos postres, habrás comido unas tres veces más calorías de las que deberías en una comida normal. Esto equivale aproximadamente a la misma cantidad de calorías que comerías en un día promedio porque los buffets también hacen que te sirvas porciones más grandes.

Por el contrario, lo mejor es ceñirte a unos pocos alimentos básicos a la hora de comer y evitar los buffets en la medida de lo posible. La alimentación consciente te permite ejercer el control al elegir qué alimentos comer y te permite comer menos de los artículos en un buffet.

Conveniencia y costo

Las personas pasan de una cosa a otra, ya sea en el trabajo, la escuela, los deportes o los pasatiempos. Esta constante prisa y cansancio limitan tu tiempo y dificultan pensar y cocinar alimentos adecuados. Es mucho más fácil tomar un café y una rosquilla de camino al trabajo, un refresco con una comida para llevar, un refrigerio azucarado durante la hora del almuerzo y tomar una comida congelada de camino a casa. A veces, las personas sienten que estas opciones son más rápidas y económicas que preparar comidas desde cero, pero no siempre es así. Con la alimentación consciente, aprenderás a elegir sabiamente tus alimentos para que proporcionen nutrición, pero también se puedan preparar rápidamente. Sí te convierte en un comedor consciente, puedes tomar mejores decisiones incluso cuando se trata de comida para llevar y en restaurantes, lo que hace que sea más fácil comer de manera saludable.

Aburrimiento

. . .

A veces, las personas están aburridas y necesitan algo que hacer, por lo que buscan un refrigerio. Probablemente tengas varios ejemplos de esto en tu propia vida, que pueden incluir comer sin pensar mientras miras televisión o comer bocadillos mientras descansas junto a la piscina. Cuando estás aburrido, tu mente busca estimulación y liberación de hormonas, lo cual es fácil de lograr comiendo. Estas actividades y la alimentación acompañada no son beneficiosas para tu salud o bienestar. Con la alimentación consciente, te darás cuenta de que tu aburrimiento puede convertirse en actividades productivas que liberan hormonas que te hacen sentir bien sin un bocado de comida.

La comida social

La persona promedio come sustancialmente más cuando están fuera de casa, y especialmente cuando están en compañía de otras personas. Las reuniones sociales suelen estar cargadas de comida ya que varias personas traen platos o meriendas dando lugar a más comida de la necesaria para cada persona. Ceder y comer más de lo que debe ocurrir a través de un tipo de presión de grupo no dicho cuando las personas ofrecen comida, o aquellos a su alrededor consumen en exceso, lo que hace que tu propia guardia se deslice. La alimentación consciente te enseña a saborear la compañía en lugar de la comida y te anima a pasar tiempo con personas que también toman decisiones saludables.

· · ·

Un dilema científico

Los medios informan continuamente sobre las últimas tendencias dietéticas, los mejores alimentos para comer y los que debe evitar a toda costa. Unos meses o años más tarde, lees un nuevo artículo en la misma publicación que afirma que la comida que alguna vez se informó como el santo grial ahora debes evitar a toda costa. Los huevos son un gran ejemplo de este fenómeno. Durante la década de 1990 y principios de la de 2000, los informes indicaron que los huevos estaban prohibidos si se deseaba evitar problemas cardíacos. Para 2015, los consejos dietéticos decían que los huevos son una excelente fuente de proteínas y se pueden comer sin colesterol ni preocupaciones cardiovasculares. En 2019, el debate sobre los huevos dio otro giro cuando los estudios mostraron un vínculo entre los huevos y una mayor probabilidad de problemas cardiovasculares. Hay tanta información contradictoria que es difícil saber qué hacer.

Si la ciencia no sabe lo que debes y no debes comer, ¿cómo debes saber lo que está bien y lo que está mal? No es de extrañar que los consejos dietéticos sean contradictorios; realmente depende de a quién le pidas consejo. Hay algunas razones para este consejo contradictorio, incluidos nuestros propios informes de alimentos, demasiadas variables científicas y una gran cantidad de aportes de marketing.

Respondiendo preguntas

Los cuestionarios son una gran fuente de información para los investigadores, pero los participantes no siempre responden con la verdad. Por ejemplo, si alguien se te acerca con un cuestionario sobre tu afición a la cafeína, es muy difícil admitir que tomas seis tazas de café al día, por lo que prefieres seleccionar la opción que dice que tomas dos cafés diarios. La siguiente pregunta podría ser si consumir bebidas energéticas y con qué frecuencia. No quieres admitir que bebes una bebida energética al día porque crees que se reflejará negativamente en ti.

El problema de responder cuestionarios de esta manera es que se distorsionan los resultados de la investigación. Si los investigadores encuestaron a 500 personas y la mitad de ellas cambiaron sus respuestas favorablemente, entonces esa investigación ya no es útil, pero los investigadores no saben cuándo alguien no está diciendo la verdad. Ellos analizan los datos de esta investigación y los usan para brindar consejos dietéticos, pero obviamente, estos consejos tienen problemas. No es de extrañar que algunas afirmaciones de investigación parezcan ridículas al leer artículos. Si alguna vez participas en una investigación, asegúrate de responder con sinceridad porque estarás ayudando a otras personas como tu que acuden a los investigadores en busca de consejos dietéticos.

Demasiadas variables

. . .

Para probar si algún alimento es bueno o problemático, los investigadores deben hacer estudios. Un estudio de investigación adecuado requiere que los investigadores controlen variables específicas y las comparen con un grupo de control o placebo. Es muy difícil controlar todas las variables en un estudio de investigación. Por ejemplo, para estudiar el efecto de los huevos en la salud de una persona, los investigadores pueden requerir que los participantes no coman otras proteínas o alimentos grasos que puedan afectar el corazón.

Este es un gran desafío para los participantes, especialmente si tienen que tomar el control de su propios planes de alimentación.

El otro problema es que cada persona es diferente, por lo que estudiar los efectos de los alimentos en un grupo podría no proporcionar los mismos resultados en otro grupo. Por ejemplo, la prueba en un grupo de personas con un índice de masa corporal (IMC) inferior a 25 podría no ayudar a las personas con un IMC superior a 30. De manera similar, el estudio de los efectos de los alimentos en diabéticos puede no arrojar los mismos resultados que en personas sin problemas de salud. Es crucial que comprendas el contexto de un estudio de investigación antes de asumir que es aplicable a tu caso.

Comercialización de alimentos

. . .

Todas las organizaciones quieren impulsar las ventas de sus productos, por lo que recurren al marketing para aumentar sus números. Algunos productores de alimentos, incluidos los fabricantes de alimentos saludables, pagarán a los investigadores para que investiguen sus productos y resultados de selección de cereza que proporcionan resultados favorables.

Por ejemplo, un productor de vino puede pagar por un estudio para demostrar que su vino tiene beneficios para la salud pero ignorar el efecto alcohólico. Estos resultados se publican en los medios de comunicación y las personas que buscan la afirmación de sus elecciones de alimentos comprarán este producto porque se considera saludable. En realidad, los resultados están distorsionados porque fueron comprados, al igual que los fabricantes pagan por la publicidad de otros productos. Siempre cuestiona el artículo si contiene palabras como "patrocinado" o "promoción pagada".

La alimentación consciente fomenta

Alimentación saludable

Todos los días, te enfrentas a una miríada de opciones de alimentos, y hay muchas razones por las que podrías comer.

. . .

Esta situación es completamente normal. Recurrir a la investigación y el asesoramiento dietético es útil, pero es posible que no proporcione la información que necesitas. Lo bueno de la alimentación consciente es que no restringe los alimentos, sino que fomenta hábitos alimenticios saludables.

Al enfocarse en tu conciencia mientras comes, estás abordando tus emociones y concentrándote en llenar tu cuerpo con buenos nutrientes. Es una forma natural de mejorar tu vida sin preocuparte cuando un determinado alimento pase de moda.

2

Hábitos Poco Saludables

Comportamientos **alimentarios**

¿Qué hábitos alimenticios tienes que consideras poco saludables? Podrías considerar un mal hábito de comer saltarte el desayuno, agregar mantequilla extra a tu tostada o colarte bocadillos a medianoche. El problema principal es que la sociedad está de acuerdo con fomentar una tendencia rápida e informal, y tú eres víctima de este estilo de vida, ya que la gratificación instantánea parece más fácil que tomarte el tiempo para preparar y comer alimentos.

Una cena informal rápida puede parecer una solución rápida cuando estás corriendo para terminar todo, pero crea tres problemas principales. En primer lugar, no puedes disfrutar de tu comida si estás comiendo rápidamente, lo que te deja deseando más ya que permanece insatisfecho.

· · ·

En segundo lugar, consumir alimentos y bebidas sin pensar significa que está en piloto automático, lo que tiende a aumentar el exceso de comida. Finalmente, la evolución cambió su cuerpo para liberar enzimas digestivas más lentamente, pero comer rápidamente no le permite a su cuerpo digerir los alimentos adecuadamente. Todos estos problemas crean más problemas de salud.

Signos de una dieta pobre

La mayoría de la gente piensa que la primera señal de una dieta deficiente es un cambio en la cintura o la ropa que ya no le queda bien, pero hay muchas otras señales que aparecen antes de tiempo. Los siguientes signos pueden ser algunos que haya experimentado anteriormente y podrían indicar malos hábitos alimenticios.

Cabello pajizo

Cuando comes, los nutrientes de los alimentos se distribuyen a tus órganos para que funcionen correctamente. Comer mal significa que obtienes menos de estos nutrientes esenciales. Los folículos pilosos, donde se encuentra la raíz del cabello en la cabeza, también son un tipo de órgano, por lo que el cabello recibe una nutrición insuficiente.

· · ·

Las dietas de hambre y el consumo de alimentos con valores nutricionales bajos disminuyen la proteína disponible para los órganos y el cabello, lo que causa cabello quebradizo, pérdida de pigmentaciones (canas) y pérdida de cabello. Tu cabello podría sentirse seco, delgado o como paja si no consumes los nutrientes adecuados.

Problemas de la piel

La piel seca, grasa o problemática podría ser un indicador de mala salud. Tu piel requiere una nutrición suficiente para permanecer elástica y en buenas condiciones. La eliminación de alimentos específicos de tu dieta podría provocar sequedad en la piel, como cuando no comes grasas saludables. Del mismo modo, comer demasiados alimentos grasos puede provocar brotes y granos en la piel. Cualquier daño a tu piel podría causar un envejecimiento prematuro y hacer que su piel luzca opaca, arrugada, cree ojeras o pierda su brillo. Comer una dieta balanceada le permite a tu piel recibir la nutrición necesaria para verse bien.

Cambios digestivos

Los problemas digestivos como el reflujo, el estreñimiento y la diarrea son síntomas frecuentes de una dieta deficiente.

. . .

La fibra insuficiente es el culpable habitual tanto del estreñimiento como de la diarrea y puede afectar a tu salud en general. Con una alimentación consciente, aprenderás cómo los diferentes alimentos contribuyen a tu salud y funciones corporales. También te darás cuenta de que hay muchas opciones de alimentos que brindan excelentes beneficios nutricionales, lo que significa que dependes menos de los elementos producidos químicamente para ayudar a aliviar tus problemas digestivos.

Problemas de salud bucal

Las caries y los problemas de las encías son signos de una mala dieta, especialmente si practicas una buena higiene bucal como cepillarte los dientes y usar hilo dental. Comer demasiados alimentos azucarados o consumir bebidas gaseosas daña el esmalte de los dientes y puede provocar caries. Tus encías pueden tener una línea roja donde se unen con los dientes o tener inflamación o sangrado. Estas cosas indican algún tipo de infección de las encías, que es otro indicador de mala salud o deficiencias nutricionales, como muy poca vitamina C. La alimentación consciente mejora su salud al alentar el consumo de alimentos ricos en nutrientes mientras come menos comida chatarra.

Mala curación

· · ·

Los cortes u otras heridas requieren proteínas, nutrientes y calorías para sanar adecuadamente y a tiempo. Comer mal debilita tu sistema inmunológico, lo que significa que tus heridas no obtienen lo necesario para sanar rápido y bien.

La nutrición insuficiente retrasa la generación de nuevos tejidos y crea una oportunidad para la infección. Lo mejor es aumentar el consumo de alimentos nutritivos para darle a su cuerpo la oportunidad de sanar adecuadamente.

Fuga de cerebros

Cualquier problema de memoria o sentirte extremadamente cansado podría indicar una falta de nutrición adecuada. Si comes alimentos saludables, entonces tu cerebro no recibe los nutrientes que necesita para funcionar. Esto causa fatiga, acorta tu capacidad de atención y te hace olvidar cosas. La alimentación consciente le enseñará que comer saludablemente mejora tu salud mental y facilita el sueño; lo ayuda a ser consciente de todo lo que hace, por lo que es posible que también cambie tus patrones de sueño.

Enfermarte con frecuencia

La mala nutrición compromete nuestro sistema inmunológico dejándonos susceptibles a infecciones y enfermedades. Un sistema inmunitario débil lucha para combatir las infecciones, por lo que te deja vulnerable a enfermarte fácilmente y te toma más tiempo recuperarse. Comer alimentos que contengan muchas vitaminas y nutrientes garantiza que tu sistema inmunitario se refuerza y fortalece tu sistema inmunitario para combatir futuras infecciones.

Malos hábitos alimenticios

A veces, permaneces insatisfecho con tu cuerpo, incluso cuando haces un esfuerzo consciente para mejorarte a ti mismo. Es posible que desees aumentar algunos kilos de más para quedar embarazada o perder algunos kilos para adaptarte a un atuendo especial. Independientemente de los cambios que realices, no verás los resultados que deseas.

Esto puede hacer que te sientas frustrado y desmotivado. La razón de esto podría ser una hábito de mala alimentación que quizás no te des cuenta que tienes. La siguiente lista contiene algunos de los malos hábitos alimenticios más populares.

Comer sin sentido

Comer sin sentido es algo de lo que podrías caer presa.

· · ·

Ocurre cuando comes sin concentrarte en los alimentos que estás consumiendo, como comer palomitas de maíz en una sala de cine o comer bocadillos mientras trabajas en una computadora. No te das cuenta de cuánto estás consumiendo cuando haces esto, y puede que te sorprenda de que el tazón esté vacío cuando ni siquiera puedes recordar haber tomado más de uno o dos bocados. Otro problema con comer sin sentido es la forma en que te sirves la comida. Comprar los envases de mayor tamaño hará que comas más, especialmente si comes directamente del envase. De manera similar, colocar la comida en un tazón grande o en un plato grande hace que parezca que tienes muy poco en el plato, por lo que comerás todo sin pensar y no apreciarás la cantidad. Ser consciente de la comida requiere considerar lo que está comiendo y cómo lo presenta.

Saltarte el desayuno

El desayuno le da un comienzo a tu día y ayuda a mejorar tu concentración y energía. Es posible que te saltes el desayuno porque tienes muchas otras cosas que hacer. Saltarte el desayuno podría llevar a comer en exceso más tarde durante el día o a beber bebidas energéticas para pasar el día. La alimentación consciente te alienta a hacer lo mejor posible para tu cuerpo, y eso puede incluir desayunar, lo que podría ayudarte a perder peso y tener más energía a largo plazo. Sin embargo, puedes encontrar beneficioso saltarte el desayuno si estás utilizando el método de ayuno intermitente 16/8, ya que mejora la energía y la concentración.

Comer de noche

¿Eres una de esas personas que quiere un refrigerio a medianoche o abre la nevera con frecuencia después de la cena? Algunos estudios de investigación encontraron que comer por la noche puede causar aumento de peso. El otro problema es que la mayoría de los comensales nocturnos seleccionan almidones o alimentos azucarados con alto contenido de carbohidratos. Tu cuerpo necesita menos energía mientras duermes, por lo que todas las calorías consumidas no se pueden usar de manera productiva, y es posible que experimentes un sueño deficiente a medida que tu cuerpo digiere la comida. La alimentación consciente te ayuda a elegir mejor los alimentos y cuestiona si realmente tienes hambre, lo que significa que podrías superar este hábito de una vez por todas.

Alimentación diurna insuficiente

Comer menos comidas durante el día no significa que perderás peso automáticamente. Es posible que te saltes el desayuno o el almuerzo porque estás demasiado ocupado para comer o crees que te ayudará a perder peso, pero tiende a suceder lo contrario. Si te saltas las comidas, es posible que comas más bocadillos o te sientas tan hambriento que consumas demasiada comida por la noche.

. . .

Incluso podría comer más de lo que comería en un día normal.

Comer mal durante el día da como resultado niveles de energía fluctuantes y puede hacer que te sientas cansado. La alimentación consciente te ayuda a concentrarte en la mejor nutrición para tu cuerpo para que estés en la mejor forma posible.

No comer en casa

Comprar alimentos en cafeterías, comida para llevar o restaurantes es un problema. No solo puede quitarle mordidas a tu presupuesto, sino que también disminuye tu conciencia sobre los alimentos. Es posible que descubras que pides más de lo que comerías en casa o eliges alimentos ricos en grasas y carbohidratos. La mayoría de los lugares preparan porciones enormes, lo que significa que podrías estar comiendo más de lo que deberías. Esas calorías adicionales se suman rápidamente, especialmente si frecuenta estos establecimientos. La mejor opción es comer comidas hechas en casa y preparar tu propia comida para el trabajo donde tengas plena conciencia y puedas tomar decisiones alimentarias adecuadas.

Merienda frecuente

. . .

Los bocadillos son un gran problema para muchas personas.

Es posible que desees comer algo entre comidas cuando vayas de una cita a la siguiente o mientras conduces.

Aunque puedes elegir una manzana o palitos de apio de vez en cuando, lo más probable es que busques un artículo alto en calorías como galletas o donas. La alimentación consciente cambiará este hábito por un cuestionamiento para decidir si realmente necesitas comer y qué es lo mejor para comer.

Comida emocional

Después de un mal día, cuando quieres celebrar algo o durante momentos de mucho estrés, es posible que comas más. Este es un mecanismo de afrontamiento para ayudarte a lidiar con tus emociones. A veces, la gente lo llama "comerse los sentimientos", lo que describe bastante bien la situación. La alimentación emocional frecuentemente resulta en consumir más de lo que debería o comer alimentos menos nutritivos. Con la alimentación consciente, finalmente obtendrá el control sobre la alimentación emocional y encontrará otras formas de lidiar con sus sentimientos.

· · ·

Comer rápido

Es posible que tengas un horario ajetreado y que te resulte más fácil comer a la carrera tomando un sándwich entre reuniones o bebiendo una bebida energética como un "reanimador" rápido antes de ir al gimnasio. Pocas personas que comen sobre la marcha eligen alimentos saludables porque la opción más fácil es obtener comida preparada o tomar un refrigerio lleno de alimentos procesados. Combinado con comer sobre la marcha viene comer alimentos rápidamente. Solo tienes unos minutos entre reuniones o mientras conduces y necesitas comer tu comida en poco tiempo. Cuando comes rápido, no le das tiempo a tu estómago para comunicar la sensación de saciedad a tu cerebro, lo que significa que comes mucho más antes de sentirte lleno. Disminuir la velocidad es una parte de la alimentación consciente que te ayuda a disfrutar de tu comida y a ser consciente de la saciedad.

Uso inadecuado de líquidos

Beber líquidos es esencial para la hidratación, pero pocas personas los usan de manera responsable. Lo mejor es beber agua ya que hidrata sin añadir calorías extra. Piensa en lo que bebes a diario. Muchas personas beben bebidas azucaradas, bebidas energéticas o cantidades excesivas de alcohol.

· · ·

Todos estos líquidos contienen calorías adicionales, por lo que beber líquidos sin pensar podría volverse problemático si está tratando de estar más saludable. Es mucho mejor seleccionar bebidas bajas en calorías y disfrutar de la sensación de hidratación en lugar de la gratificación instantánea de otras bebidas.

Comiendo solo

La vida se ha convertido en un ajetreo constante y muchas familias ya no comen juntas. Esto es problemático porque puedes comenzar a comer en momentos extraños del día, comer demasiado o saltarse varias comidas por completo.

Cuando comes solo, tiendes a tomar atajos u optar por comidas preparadas y refrigerios en lugar de comer comidas saludables como lo haría si estuvieras comiendo con tu familia. Tómate un tiempo para sentarte con tu familia, o si estás lejos de ellos, luego come con tus amigos o vecinos. Te anima a pasar tiempo juntos y mejora tu salud, lo que significa que tus hábitos alimenticios también mejoran.

Confusión de porciones

¿Cómo decides cuál debe ser una porción adecuada de comida?

¿Lo mides en peso o simplemente sirves la comida en tu plato? La mayoría de las personas tienden a juzgar erróneamente el tamaño de las porciones y optan por tamaños más grandes en lugar de una cantidad diaria recomendada. Los restaurantes y los establecimientos de comida para llevar tampoco ayudan en este proceso porque ofrecen porciones gigantes. Si bien la alimentación consciente no limita tus elecciones de alimentos, aún debes considerar si la cantidad de alimentos que considera como una porción es adecuada o si requiere un ajuste. En la mayoría de los casos, esto sucederá de forma natural durante el proceso de alimentación consciente a través de diversas técnicas.

Comida chatarra

Se pueden encontrar muchos alimentos procesados en las tiendas de comida para llevar y en los pasillos de las tiendas de comestibles. Incluye cualquier alimento que haya pasado por algún tipo de procesamiento, que generalmente tiene ingredientes agregados. Por ejemplo, papas fritas, queso procesado, pollo congelado, dulces, etc. Los alimentos procesados contienen cantidades excesivas de azúcar, sal y grasa, y todos estos son malos para la salud. Es posible que no te des cuenta de lo que contienen tus productos alimenticios si no lees las etiquetas de los alimentos. La comida chatarra puede contener ingredientes que fomentan la adicción y desencadenan la liberación de hormonas para sentirte bien, lo que solo te hace comer más.

. . .

La alimentación consciente mejora el conocimiento de los ingredientes en los alimentos que selecciones y fomente opciones más saludables.

Azúcar furtivo

Es posible que sepas que hay azúcar en los dulces, las bebidas gaseosas y las galletas, pero también hay mucha azúcar en otros alimentos, incluso en los saludables. Los aderezos para ensaladas, el pan, los jugos de frutas y los cereales integrales junto con muchos otros alimentos contienen azúcar agregada. El azúcar agrega grandes cantidades de calorías a tu dieta, pero no tiene ningún valor nutricional, lo que significa que son calorías vacías. Toma algunos para tener en cuenta los alimentos que consumes leyendo los ingredientes y la etiqueta de los alimentos para ver si contienen azúcar Puede que te sorprendas de cuántos alimentos tienen azúcar y simplemente tomar mejores decisiones podría tener un gran efecto en tu salud.

Comer continuamente

Es posible que te encuentres comiendo continuamente. Por ejemplo, tomas algunos riesgos con tu primer café en la mañana, desayunas, almuerzas, tomas algo más para comer para obtener energía adicional en el almuerzo, cenas y comes algo pequeño que te dure las últimas horas de la noche. Comer constantemente es diferente de picar algo porque comes con la intención de tener comidas más pequeñas para proporcionarte energía, en lugar de comer algo rápido. La mayoría, si no todo, de esta alimentación frecuente ocurre sin pensar. Haces que la comida sea una muleta de apoyo porque solo necesitas algo para seguir adelante.

Tiempo en pantalla

Mirar una pantalla durante horas y horas puede resultar en comer sin sentido y comer en exceso. Puedes trabajar en un trabajo en el que está detrás de la pantalla de una computadora durante varias horas al día, disfrutar viendo una serie, pasar tiempo jugando videojuegos o usar tu teléfono móvil con frecuencia. Todo este tiempo frente a la pantalla puede ser desastroso, especialmente si estás comiendo refrigerios en el medio, en lugar de preparar comidas y comer con miembros de la familia. Si has pasado varias horas frente a una pantalla, entonces podrías estar consumiendo mucho más cuando tengas en tus manos comida. Otro tema es que bebes demasiado o muy poco líquido, lo que provoca un exceso de consumo de calorías en el primer caso y deshidratación en este último. Ser consciente fomenta un estilo de vida más saludable en general, lo que significa que comerás mejor y te moverás más.

No planificar las comidas

La mayoría de la gente no planifica sus comidas. Puede comprar sin rumbo y simplemente agregar más alimentos al carrito. La mayoría de estos alimentos son comidas para microondas u horno, comida chatarra o refrigerios azucarados. Peor aún, es posible que estés tan ocupado que renuncies a preparar comidas por completo y optes por un servicio de comida a domicilio o de entrega a domicilio.

Muchas veces, puedes culpar a estar ocupado por esta situación. Sin embargo, hacer un plan de comidas solo toma unos minutos y puedes comprar rápidamente porque sabes qué alimentos necesitas. Te ayudará a ahorrar tiempo y dinero, y tu cuerpo te lo agradecerá por alimentarlo con menos basura. La planificación de las comidas puede parecer una tarea, pero es una oportunidad para tomar conciencia de lo que va a comer y si es bueno para ti.

Trampa de comida saludable

Hay algunos conceptos erróneos sobre los llamados alimentos "saludables". Puedes beber un batido de proteínas y agregarle un poco de fruta y mantequilla de maní, por ejemplo. Aunque todos estos alimentos son saludables, contienen muchas calorías, grasas y azúcares, lo que aumenta rápidamente tu conteo de calorías para el día. Esto da como resultado comer en exceso y te hace sentir incómodamente lleno. Otro ejemplo es comer un plato de verduras en un restaurante, ya que las verduras son saludables.

Sin embargo, los ingredientes agregados como el aceite, la sal y la crema cambian la cantidad de calorías y es posible que no te des cuenta de que las porciones son demasiado grandes, por lo que continúas comiendo en exceso.

La mala alimentación afecta su salud

Los signos de una mala alimentación ya indican que una alimentación poco saludable ya tiene consecuencias. Sin embargo, esos síntomas son menores en comparación con otras posibles consecuencias. Comprender los riesgos te ayuda a comprender por qué comer alimentos saludables es esencial si quieres ser la mejor versión posible de ti mismo.

Obesidad

El sobrepeso es una gran preocupación para cualquier persona con malos hábitos alimenticios. Toda la basura que está alimentando a tu cuerpo se acumulará y, finalmente, causará un exceso de peso. Esto es algo con lo que luchan casi dos tercios de los estadounidenses, lo que muestra el alcance de la alimentación sin sentido. La obesidad aumenta tus riesgos de contraer otras condiciones médicas, por lo que es algo que debe evitar.

Hipertensión

La hipertensión, comúnmente conocida como presión arterial alta, es un gran problema, ya que muchas personas no se dan cuenta de que padecen esta afección. Puedes experimentar hipertensión si comes mucha comida chatarra, azúcar, sal, alimentos refinados y alimentos fritos. Incluso con tratamiento, la hipertensión aún puede provocar problemas cardiovasculares como ataques cardíacos.

Colesterol alto

Los alimentos que contienen grasas contribuyen a los niveles de colesterol en tu cuerpo. Comer alimentos ricos en grasas, especialmente aquellos con grasas saturadas, es el principal culpable en este caso, ya que provoca un exceso de grasa en la sangre y afecta el corazón. Los niveles altos de colesterol podrían provocar obstrucciones en los vasos sanguíneos y enfermedades cardíacas, que matan a miles de personas cada año.

Carrera

La placa puede acumularse en los vasos sanguíneos al igual que en los dientes. Es el resultado de comer alimentos ricos en colesterol, grasa y sal. Cuando esto sucede, tus vasos sanguíneos se estrechan y dificultan el bombeo de sangre a través de tu cuerpo.

. . .

Cuando la acumulación de placa se desprende de un vaso, forma un coágulo que puede viajar a través de tu sistema circulatorio. Los coágulos de sangre que ingresan al cerebro provocan accidentes cerebrovasculares, lo que podría provocar daño cerebral, deterioro de las capacidades cognitivas y la muerte.

Diabetes

Aunque algunos casos de diabetes ocurren con una dieta saludable, la mayoría de los casos de diabetes son causados por una mala nutrición. La diabetes ocurre cuando tienes demasiada azúcar en el torrente sanguíneo o cuando tu cuerpo no puede procesar el azúcar adecuadamente. Por lo general, comer grandes cantidades de azúcar y grasas contribuye en gran medida a la diabetes, por lo que los cambios simples en la dieta pueden ayudarte a abordar la situación. La diabetes frecuentemente va de la mano con la obesidad, que es otro factor de riesgo.

Insomnio

El insomnio se refiere a quedarte despierto por la noche porque no puedes dormir. Ciertos alimentos, como los que tienen un alto contenido de azúcar y los productos procesados, pueden causar insomnio, ya que estimulan la actividad cerebral y otras funciones corporales.

Si no duermes bien, es posible que busques un refrigerio a medianoche, bebas más (lo que significa que tienes que levantarte y orinar con frecuencia) o comer en exceso en otros momentos. El insomnio te deja cansado y provoca dificultades de concentración que afectan a tus actividades diarias.

Gota

La gota es algo que aparece con frecuencia después de comer ciertos alimentos, como carnes rojas, mariscos específicos y productos lácteos, entre otros. Estos alimentos podrían crear una acumulación de ácido úrico que forma cristales en las articulaciones como los nudillos y los dedos de los pies. Como resultado, el cristal causa inflamación y dolor ya que se supone que no deben estar allí en primer lugar. La gota continua puede provocar daños permanentes en las articulaciones, un gran problema si valoras tu movilidad.

Disminución del rendimiento deportivo

Si deseas rendir al máximo, debes alimentar a tu cuerpo con los mejores alimentos posibles. Desafortunadamente, aún puedes elegir la comida chatarra como una solución rápida antes de la práctica o después del gimnasio.

. . .

La comida chatarra no puede proporcionar los nutrientes que necesita para mantenerse al día durante los deportes, lo que resulta en una disminución del rendimiento y la fatiga.

Además, una nutrición deficiente reduce tu tasa de curación después de las lesiones, por lo que tu recuperación llevará más tiempo, lo que te deja fuera de acción durante períodos prolongados.

¿Estás comiendo sin pensar?

A lo largo de este capítulo, es posible que hayas identificado algunos de los síntomas y consecuencias de una mala nutrición en ti mismo. Si aún no estás seguro de si comes sin pensar, considera las siguientes preguntas.

Tú:

• ¿Comes con frecuencia hasta que te sientes demasiado lleno o incluso hasta el punto de tener náuseas?

• ¿Comes mientras haces otras cosas (multitarea)?

• ¿Pasta bocadillos sin reconocer el sabor?

•¿Comer lo más rápido posible?

• Luchas por recordar cómo se veía, sabía o cómo se veía la comida.

•¿Olías poco después de terminar de comer?

· · ·

Si respondiste "sí" a cualquiera de estas preguntas, entonces eres culpable de algún tipo de alimentación sin sentido.

Afortunadamente, esta no es una situación permanente, siempre y cuando estés dispuesto a cambiar. La alimentación consciente es el antídoto perfecto para sus desafíos de consumo.

3

Ser Consciente Al Comer

¿Qué es lo primero que piensas cuando escuchas las palabras "alimentación consciente"? Algunas personas piensan que requiere meditación o dar gracias antes de tomar un bocado. Puedes asociar la alimentación consciente con tomarte mucho tiempo o tener que sacrificar algunos alimentos. Este no es el caso en absoluto. Comer consciente simplemente se refiere a concentrarte en la comida y tus sentimientos mientras comes. Aumenta tu conciencia mientras comes y te permite comprender mejor las señales internas de tu cuerpo.

Psicología y Alimentación Consciente

Cómo te sientes afecta con frecuencia todas las partes del consumo: lo que comes, cuándo lo comes y por qué comes lo que comes.

. . .

Sentirte bien después de comer no es algo malo ya que estás nutriendo tu cuerpo, pero es el tipo de comida que comes y las cantidades las que determinan si es bueno o malo para ti.

Desafortunadamente, muchas personas tienen relaciones poco saludables con la comida, como cuando comes demasiado o muy poco, lo que significa que asocias la comida con la negatividad. La alimentación consciente te alienta a ver las elecciones de alimentos de manera positiva al cambiar la forma en que tomas decisiones relacionadas con los alimentos, independientemente de tu historial con los alimentos.

Los terapeutas creen que varios elementos de nuestro pasado y presente pueden afectar nuestra relación con la comida. La cultura, la evolución, la familia, los entornos sociales, los problemas psicológicos y el estado económico pueden influir en tus elecciones de alimentos. Es posible que seas parte de una cultura donde cada celebración va acompañada de comida en exceso y está mal visto comer solo porciones pequeñas. Por el contrario, es posible que todos tus amigos sean delgados y la presión de tus compañeros podría obligarte a comer menos. También es posible que no te gusten ciertos alimentos si creciste comiendo principalmente esos alimentos debido a limitaciones financieras o si tu gusto puede ser más caro porque proviene de una familia rica. Cada persona y sus hábitos alimenticios son únicos, así que no te fuerces a encajar en el molde.

· · ·

La psicología considera cómo te comportas, incluido tu comportamiento hacia la comida. Todos los factores anteriores pueden causar comportamientos específicos y los terapeutas frecuentemente ayudan a las personas a superar los problemas alimentarios abordando estas acciones.

El control del peso requiere intervenciones conductuales y cognitivas si deseas tener éxito en alcanzar tu meta. El tratamiento conductual se utiliza para identificar tus patrones de alimentación y determinar los métodos que alterarán este patrón. El tratamiento cognitivo se refiere al pensamiento con el objetivo de identificar patrones de pensamiento destructivos que pueden contribuir a la dismorfia corporal o problemas de peso. La mayoría de los terapeutas usan estrategias que combinan conceptos conductuales y cognitivos para ayudarlo a superar sus desafíos de peso.

Preparación para el cambio

Antes de que puedas cambiar, tienes que estar dispuesto a cambiar. Por lo general, los psicólogos trabajarán primero para prepararlo para el cambio, de modo que puedas comprender lo que debes hacer para alcanzar tus objetivos.

Esto puede incluir escribir una lista de objetivos de peso y tomar una decisión consciente de comprometerse con este cambio.

Agudeza de autocontrol

Controlar tus elecciones de alimentos y el progreso del control de peso es esencial y puede ayudarte a mantenerte motivado. Anotar lo que estás consumiendo o cómo te sientes te hará más consciente de tus decisiones y te ayudará a identificar tendencias o comportamientos. El seguimiento de tu progreso te proporciona una herramienta de comparación para ayudarte a ver cuánto has avanzado.

Rompiendo el Control de Estímulos

La terapia te ayuda a romper el control que la comida, las emociones y los eventos tienen sobre tus hábitos alimenticios. Esto podría ser algo tan simple como eliminar las malas opciones de alimentos de tu hogar o evitar salir a cenar. La distracción es otra terapia que ayuda a liberarte de las ataduras de la comida reemplazándola por otras opciones como leer un libro o salir a caminar. Los refuerzos positivos, como las afirmaciones, encontrar un amigo que lo apoye o ensayar escenarios de alimentos problemáticos también pueden ayudarte a cumplir con tu plan de control de peso.

De negativo a positivo

· · ·

Una gran parte de las técnicas cognitivas conductuales se centra en ser positivo en lugar de negativo. Tus pensamientos son una herramienta poderosa que puedes usar para bien o para mal, por lo que es esencial concentrarte en pensamientos positivos durante el control del peso. Por ejemplo, tu pensamiento predeterminado podría ser "No me gusta cómo se ve mi cuerpo", pero esto puede cambiar a un pensamiento positivo como "Estoy trabajando para lograr una mejor versión de mí mismo".

Ciencia y alimentación consciente

La alimentación consciente se basa en la ciencia, como se vio en el primer capítulo con la influencia biológica entre la mente y el estómago. La ciencia también ha demostrado que la alimentación consciente es útil para controlar el peso, por lo que también podría funcionar para ti. En 2017, una revista sobre nutrición publicó varios artículos sobre alimentación consciente. La revisión indicó que la alimentación consciente tiende a "reconectar" el cerebro para romper los malos hábitos alimenticios y reemplazarlos con buenos hábitos. Cuando se conectaron a dispositivos de neurorretroalimentación, los investigadores encontraron que los comedores conscientes tenían menos actividad en la parte del cerebro que controla los antojos y la alimentación emocional.

. . .

Tener menos antojos significa que podrías perder peso a través de una alimentación consciente. El periódico de la salud en la comunidad informó que un estudio de pérdida de peso de alimentación consciente de 15 semanas durante 2018 resultó en cambios de comportamiento y pérdida de peso para los participantes. Los participantes que usaron prácticas de alimentación consciente bajaron seis veces más de peso en comparación con un grupo de control. Los investigadores también encontraron que los participantes del grupo de alimentación consciente continuaron usando estas técnicas cuando se les preguntó seis meses después del estudio. Esto demuestra que aumentar la conciencia puede contribuir en gran medida a cambiar los comportamientos.

Una revista de obesidad publicó un artículo de 2016 sobre un estudio de alimentación consciente. Un grupo de participantes recibió entrenamiento sobre atención plena, dieta adecuada y planes de ejercicio, mientras que el otro grupo no recibió capacitación en atención plena. El objetivo de este estudio fue comprender el impacto de la alimentación consciente en la salud de una persona, en lugar de solo en la pérdida de peso. Durante el estudio, los participantes que comieron conscientemente comieron menos dulces y continuaron con este comportamiento cuando se les preguntó en una cita de seguimiento. Reducir su consumo de azúcar resultó en niveles más bajos de colesterol y glucosa en sangre en ayunas. Incluso si no deseas perder peso a través de una alimentación consciente, aún experimentarás grandes beneficios para la salud, lo que lo hace adecuado para todos.

. . .

La importancia de la alimentación consciente

Los estilos de vida actuales tientan constantemente a las personas ya que la comida se puede encontrar en cualquier lugar y en cualquier momento. Hay una miríada de otras distracciones que compiten constantemente por la atención, lo que hace que sea difícil concentrarte en una cosa a la vez.

Considera lo que sueles hacer mientras comes: desplazarte por las redes sociales o tu programa de televisión favorito probablemente tengas una mayor parte de tu atención que tu comida. Estas distracciones y comportamientos crean falta de atención y, con el tiempo, el acto se vuelve automático.

El problema con comer sin pensar es que no reconoces las señales de saciedad y continúas comiendo. Tu cuerpo tarda unos 20 minutos en darse cuenta de que está lleno, por lo que estar absorto en distracciones significa que te estás perdiendo este mensaje de tu cerebro. En el momento en que aceptas que estás lleno, ya has consumido demasiada comida y te sientes hinchado o experimentas pesadez en el estómago. Esta es la principal preocupación con los atracones y puede ser perjudicial si consumes comida chatarra.

La alimentación consciente te ayuda a concentrarte en el acto de comer.

Te obliga a considerar si necesitas comer o quieres comer. Ayuda a diferenciar entre el hambre física y el comer emocional. Al aumentar tu conciencia al comer, identificas los desencadenantes que provocan tus antojos y puedes evitarlos a través de la atención plena. Puede parecer una tarea enorme en este momento, pero existen muchas herramientas y técnicas que pueden aumentar tu conciencia para que se convierta en un comedor consciente exitoso.

La alimentación consciente es tan importante que existen tecnologías para ayudarte a mantenerte en el camino de la atención plena. Las aplicaciones y los rastreadores son una gran herramienta para enfocar tu mente en una alimentación consciente, especialmente si te gusta usar la tecnología.

Busca en tu tienda de aplicaciones preferida "alimentación consciente" y aparecerán varias opciones que pueden resultar útiles. Selecciona tu favorito y utilízalo a diario para apoyar tus esfuerzos. Estas aplicaciones ayudan a determinar por qué quiere comer, por qué tiene hambre, funcionan como diarios de alimentos y fomentan una buena toma de decisiones. Algunas de estas aplicaciones rastrean tus emociones y te brindan ejercicios de atención plena adicionales para mejorar tu conciencia.

Características de la alimentación consciente

· · ·

La alimentación consciente requiere conciencia o estar completamente presente en el momento de trabajar.

Esta conciencia se indica a través de las siguientes cuatro características:

- Permanecer consciente de tus acciones y cómo afectan a tu cuerpo, independientemente de si los efectos son positivos o negativos.
- Usar sus sentidos para elegir alimentos nutritivos que proporcionen una experiencia agradable al comer.
- Apreciar las respuestas sensoriales a la comida sin juicio.
- Ser consciente de cómo te sientes, el hambre física y la saciedad.

Cuestionario de alimentación consciente

Es un desafío saber exactamente qué tan consciente eres si no tienes algo para medir tu atención plena. Un grupo diverso de investigadores creó un Cuestionario de alimentación consciente, que es una escala para ayudar a determinar la atención plena al comer. Esta escala consta de cinco factores con 28 artículos en total. Cada parte del cuestionario se describe a continuación con detalles sobre los cinco factores:

Factor 1: Desinhibición

La desinhibición se refiere a la falta de autocontrol cuando se trata de cuestiones de normas sociales. Se manifiesta como mala toma de decisiones e impulsividad, que puede deberse a problemas de conciencia cognitiva o perceptiva. Si tienes dificultades para controlar tu alimentación, es posible que tengas problemas de desinhibición. Algunos ejemplos del cuestionario incluyen:

- Comer en exceso cuando asistes a un buffet "todo lo que puedas comer".
- Tomar una segunda ración de comida cuando te sientas lleno.
- Aumentar el tamaño de las comidas (hacerlas más grandes) si no cuestan demasiado, incluso cuando no tengas mucha hambre.

Factor 2: Conciencia

La conciencia se trata de estar presente en el momento y notar pequeños detalles. Comer alimentos rápidamente y sin pensar generalmente disminuye tu conciencia y podría ser una señal de que no estás prestando atención a la comida.

. . .

Algunos elementos del cuestionario que muestran una mayor conciencia incluyen:

Apreciar la disposición de los alimentos en un plato incluyendo colores, olores y texturas. Notar sabores sutiles al comer.

Notar cómo el comer afecta tu estado emocional.

Factor 3: señales externas

Las señales externas son cualquier cosa que lo impulse a comer. Por ejemplo, oler la barbacoa de un vecino te deja la boca salivando o una promoción de tu bebida gaseosa favorita hace que quieras comprarla. Las señales externas son un factor importante que debes tener en cuenta si quieres ser un comedor consciente. El cuestionario considera, entre otros, los siguientes puntos:

- Presta atención a los anuncios de alimentos que crean antojos.
- Observas cuándo te sientes lento después de comer una comida copiosa.
- Darte cuenta de que quieres comer más de lo debido cuando asistes a eventos con buena comida.

Factor 4: Respuesta Emocional

Una respuesta emocional es cualquier sentimiento que experimentes. Si eres un comedor emocional, entonces este es el factor en el que debes enfocar tu energía. Los elementos de la escala relacionados con las emociones incluyen:

- Comer para sentirte mejor cuando se está triste.
- Dificultad para mantenerte alejado de los dulces cuando están en la casa.
- Encontrar un refrigerio para comer cuando te sientas estresado.

Factor 5: Distracción

La distracción se refiere a no prestar atención porque algo más está tomando el centro de atención. Te distraes cada vez que estás haciendo otra actividad mientras comes, incluso si piensas que es algo inofensivo como ver la televisión. Los puntos principales para este factor son:

- Pensamientos errantes mientras comes.
- Pensando en tu lista de cosas por hacer mientras comes.
- Comer alimentos tan rápido que no se nota el sabor.

Prepárate para ser un comedor consciente

Comer es complejo: hay un montón de cosas que considerar, desde lo que debes comer hasta cuándo, sin mencionar la determinación de si estás experimentando hambre emocional o física. Hay tanta información contradictoria sobre las dietas que hace que sea difícil para ti saber qué es lo mejor. Afortunadamente, la alimentación consciente es un estilo de vida que fomenta la conciencia, en lugar de tener reglas estrictas sobre los alimentos que puedes y no puedes comer. Pasa algún tiempo a solas, libre de otras distracciones, y considera tus patrones de alimentación actuales y cómo te gustaría que cambiara la situación.

Piensa en cómo la alimentación consciente juega un papel en tu futuro y las formas en que podría ser beneficioso para ti. Ahora es el momento de comenzar a establecer objetivos para tu viaje consciente.

4

Beneficios De La Alimentación Consciente

La alimentación consciente cambia tu comportamiento y te permite experimentar tu salud de una mejor manera. Es una gran herramienta para un estilo de vida ajetreado y te ayuda a disfrutar de la comida mientras proporcionas valor nutricional a tu cuerpo. Aunque los beneficios para los comedores excesivos, emocionales y compulsivos son claros, también es beneficioso para cualquier otra persona que tenga malos hábitos alimenticios.

Beneficios para el cuerpo

Comer conscientemente tiene muchas ventajas para tu cuerpo. Te da la oportunidad de mejorar todas las partes de ti mismo. No solo verás mejoras físicas, tu cuerpo y tus órganos también te agradecerán que los cuides mejor.

. . .

Mejor digestión y absorción de nutrientes

Cuando comes rápidamente o no masticas correctamente los alimentos, estas tragando grandes trozos de comida. El intestino no puede absorber los nutrientes de las partículas de alimentos más grandes, ya que los conductos del intestino delgado son diminutos. A veces, los intestinos no absorben ningún nutriente porque no tienen suficiente energía para digerir los alimentos, lo que limita las capacidades de tu cuerpo. La alimentación consciente cambia esta situación.

Una de las formas en que se vuelve más consciente de comer es masticando bien los alimentos, lo que significa que estás comiendo más despacio. Al descomponer los alimentos, ayudas a tu cuerpo a digerir los alimentos más fácilmente. También mejora la absorción de nutrientes, por lo que tu cuerpo recibe muchos más beneficios.

Comunicación mente-intestino mejorada

Practicar la alimentación consciente fortalece la comunicación entre tu mente y tu estómago. Una vez que tengas un sistema de comunicación fuerte, podrás entender lo que tu cuerpo está tratando de decir más fácilmente. A medida que comienzas a identificar tus antojos como otras señales corporales, se libera de los antojos de alimentos y se concentra en abordar las preocupaciones reales.

No estás ignorando los antojos como lo harías con una dieta tradicional. Reconoces los antojos como un síntoma de otro problema. Una conexión más fuerte entre la mente y el intestino también te ayuda a darte cuenta de cuándo tienes hambre física y cuándo has comido lo suficiente.

Mejora la salud general

Tu salud en general mejorará mucho si te conviertes en un comedor consciente. Aunque no resolverá todos tus problemas de salud, te sentirás mejor, tendrás más energía y tendrás menos problemas digestivos. Los estudios también encontraron vínculos entre la alimentación consciente y niveles más bajos de colesterol y presión arterial. Es posible que te sientas menos estresado y ansioso, lo que te permite comer y dormir mejor. La alimentación consciente también reduce los niveles de cortisol, que es la hormona que contribuye a la obesidad. Los niveles de azúcar en la sangre se vuelven más fáciles de controlar y tu salud cardiovascular mejora, por lo que tus posibilidades de diabetes tipo 2 y problemas cardíacos disminuyen.

Superando batallas de comida

Probablemente estés leyendo este libro porque estás librando algún tipo de batalla por la comida.

. . .

Hay tantos trastornos alimentarios y problemas de peso diferentes que puedes sufrir, y la alimentación consciente puede ayudarte a abordar estos problemas. Tener una mejor relación con la comida es el beneficio final que obtienes de la alimentación consciente.

Mejora la pérdida de peso

La alimentación consciente puede ayudarte a perder peso.

Ya hemos analizado algunos estudios de investigación que respaldan la pérdida de peso, y está claro que junto con otros beneficios para la salud de la alimentación consciente, podrías perder algunas libras a largo plazo. Con la alimentación consciente, considera varias preguntas antes de comer y se sumerge en la experiencia. Descubrirás que comes menos calorías, evitas comer impulsivamente y eliges opciones de alimentos más saludables. Puede que te cueste un poco acostumbrarte, pero tendrás éxito si sigues trabajando duro.

Después de un tiempo, la alimentación consciente se arraigará en tu estilo de vida.

Aborda los trastornos alimentarios

. . .

La alimentación consciente puede ayudarte a superar los trastornos alimentarios al percibirte a ti mismo y a la comida de una mejor manera. Investigaciones anteriores demostraron que los atracones disminuyen si te conviertes en un comedor consciente, ya que mejora el autocontrol.

Otros trastornos alimentarios también mejoran con la atención plena, ya que utiliza varias técnicas para lidiar con tus emociones, problemas alimentarios (incluidos ciertos trastornos alimentarios) y depresión.

Menos antojos de comida

Comer conscientemente te hace estar más alerta a las señales de tu cuerpo con respecto al hambre. Es posible que te des cuenta de que las señales para comer se basan en el aburrimiento, la emoción o la presión de los compañeros en lugar del hambre física. Ser capaz de distinguir entre estas diferentes señales significa que puedes alterar tu respuesta y no tienes que comer cuando tienes un antojo. La alimentación consciente te permite controlar los antojos y convertirlos en otras señales que te ayudan a comer menos.

Reduce comer en exceso

. . .

Comer conscientemente significa comer despacio. Tomar más tiempo para comer le permite a tu estómago enviar señales de saciedad a tu cerebro antes de que pueda excederse. Te permite disfrutar de tu comida mientras haces un esfuerzo consciente por comer más sano. Tu cuerpo solo envía señales de saciedad después de 20 minutos, entonces, ¿cuánto comerías normalmente en 20 minutos mientras mira televisión? Es posible que puedas terminar una gran porción de lasaña, un vaso de refresco y una barra de chocolate. Por el contrario, comer conscientemente da como resultado comer solo la mitad de la lasaña y unos sorbos de refresco antes de sentirte lleno. Dejar el resto de la lasaña y la barra de chocolate disminuye mucho la cantidad de comida que ingieres. Es posible que aún disfrutes del chocolate en algún momento, pero podría ser una barra de tamaño divertido cada pocos días.

Menos resacas de comida

Comer en exceso puede causar "resacas de comida", según la cantidad y el tipo de comida. Comer demasiado rápido resulta en que tu estómago se llena más rápido de lo que puede enviar señales de saciedad a tu cerebro. Comer en exceso provoca trastornos digestivos y puede proporcionar cantidades sustanciales de energía antes de causar un bajón de energía. Tu cuerpo requiere energía sustancial para digerir los alimentos, por lo que toda tu energía se destina a la digestión, razón por la cual experimenta fatiga poco después de comer.

La alimentación consciente reduce la cantidad de resacas de comida que experimentas si sigues los principios básicos.

Beneficios de salud mental

Ya sabes que la satisfacción que experimentas al comer proviene de la liberación de hormonas que te hacen sentir bien. La alimentación consciente aún permite la liberación de estas hormonas, pero este estilo de vida fomenta otras formas de activar las hormonas además de la comida.

Obtendrás muchos beneficios mentales y emocionales al practicar la atención plena.

Mayor control emocional

Las emociones y la alimentación tienen mucho que ver entre sí, incluso si no eres un comedor emocional. Puedes restringir tu ingesta de alimentos y sentirte deprimido o puedes estar comiendo en exceso cuando tus emociones son inestables. La alimentación consciente te enseña a identificar tus emociones y a manejarlas de manera productiva. Ya no te comerás tus emociones. Utilizarás la comida como una experiencia nutricional positiva.

. . .

Opciones alternativas para combatir el estrés

El comer emocional por lo general ocurre cuando una persona experimenta estrés o se siente alterada. El problema es que comer emocionalmente se ve como una debilidad en lugar de un mecanismo de afrontamiento, pero hay muchas otras formas de lidiar con el estrés. Algunos de estos métodos, como hacer ejercicio o meditar, son buenas formas de lidiar con el estrés. Por el contrario, otros métodos, como beber en exceso y fumar, se perciben como técnicas deficientes para afrontar el estrés. La alimentación consciente lo alienta a lidiar con tus emociones de manera saludable en lugar de comer en exceso. Al comprender tus emociones, puedes identificar los desencadenantes del estrés, lo que te ayuda a encontrar métodos adecuados para combatir el estrés.

Detiene la pelea

Puede parecer que estás constantemente en una batalla de voluntades cuando se trata de comida. Piensas en lo que debes y no debes comer y te preguntas cómo algunas personas pueden dejar media rebanada de pastel en su plato cuando terminaste el tuyo hace unos minutos. Estas luchas consumen tiempo y energía, pero no te acercan a tus metas de control de peso.

.   .   .

La preocupación por la comida genera sentimientos de culpa si comes algo que crees que está prohibido, y la restricción de alimentos solo aumenta los antojos. Con la alimentación consciente, consideras los alimentos de manera saludable y no pones límites a tu selección de alimentos. Esta habilidad detiene tu batalla interna entre comer y emociones.

Formando confianza

¿Por qué sueles optar por una dieta? Es posible que sientas que no puedes controlar tus propios patrones de alimentación o que necesitas pautas dietéticas estrictas. Pero, la verdad es que no confías en tus propias decisiones alimentarias. La alimentación consciente no te da una pauta estricta sobre lo que debes o no debes consumir, o cuándo debes comer. Más bien, la alimentación consciente te enseña cómo confiar en ti mismo, en tu mente y en las señales de tu cuerpo, porque solo tú puedes comprender completamente tu cuerpo y tus circunstancias. Una vez que confías en ti mismo, obtienes el poder de cambiar tu vida.

Ser amable

A veces, puedes mirarte en el espejo y pensar que odias tu cuerpo.

. . .

Es posible que tengas sentimientos de culpa u odio hacia ti mismo después de comer emocionalmente o en exceso.

Estos pensamientos negativos no generarán cambios. No puedes castigarte con odio y esperar que cambies de la noche a la mañana. La alimentación consciente te permite aceptarte a ti mismo en cada etapa del proceso de alimentación y a lo largo de tu proceso de control de peso. Te alienta a ser consciente de tus buenos aspectos mientras te enfocas en las ganancias positivas obtenidas a través de prácticas de alimentación conscientes. Aprenderás a ser amable contigo mismo y buscarás activamente la positividad para motivarse cuando enfrentes nuevos obstáculos.

Beneficios relacionados con los alimentos

El gran problema de las dietas, ya sea para adelgazar o engordar, es que restringen la ingesta de alimentos, y solo puedes seleccionar elementos de un menú de alimentos limitado. La alimentación consciente no tiene estas restricciones en absoluto. Te permite comer lo que quieras considerando cuidadosamente tus opciones y el efecto en tu cuerpo. Los beneficios de la variedad y el disfrute de la comida no se encuentran fácilmente en otros lugares.

Abrazando el término medio

• • •

Si tienes una mentalidad de "todo o nada", entonces podría ser un obstáculo para controlar el peso. Podrías pensar que no debes comer almidones, azúcar ni alimentos procesados.

Aunque estos cambios podrían ser beneficiosos, no son útiles para tu mente ni para tu proceso de control de peso. Es posible que descubras que puedes cumplir con estas restricciones durante unos días o semanas, pero una vez que te enfrentas a estos alimentos, comienzas a comer en exceso.

La alimentación consciente te ayudará a encontrar el punto medio al permitirte comer cualquier alimento que desees, con moderación y a través de una toma de decisiones consciente.

Alimentos con mejor sabor

La alimentación consciente requiere que te concentres en el proceso de comer y en los alimentos que estás consumiendo.

Cuando tienes este enfoque intenso, comienzas a volver a experimentar la comida y a apreciar los diferentes sabores, texturas y aromas.

. . .

A través de la experiencia de comer, descubres nuevas sensaciones de sabor que quizás no hayas notado antes, incluso si es un plato que comías con frecuencia. La atención plena te permite disfrutar de la comida sin sentimientos de culpa.

Mayor variedad

La alimentación consciente tiende a diversificar tu paladar y te ayuda a abrirte a probar nuevos alimentos. Es posible que descubras que tu nueva conciencia pincha tus sentidos y deseas probar una porción de comida después de verla, olerla o tocarla. Permítete suficiente tiempo para experimentar cada alimento o ingrediente por completo utilizando todos tus sentidos, luego decidir si te gusta o no. Prueba nuevos alimentos varias veces y en diferentes ocasiones para asegurarte de darles la oportunidad adecuada. Es posible que descubras que tus gustos cambian sustancialmente, especialmente cuando puedes incorporar más alimentos en tu menú semanal.

Eficacia de la alimentación consciente

La atención plena es una práctica terapéutica que te permite gestionar mejor tus hábitos alimentarios.

. . .

Las estrategias utilizadas en mindfulness son bastante diversas, lo que te permite encontrar métodos que te funcionen en función de tus problemas de alimentación.

Un bucle perpetuo

Cualquier mal hábito alimentario o trastorno alimentario crea un bucle que se perpetúa a sí mismo. Te sientes molesto por algo, por lo que se da un atracón, come tus sentimientos o evita la comida por completo. Después de tu conducta alimentaria, te sientes mal por tu decisión de consumo, lo que podría resultar en comer de nuevo. Este bucle se repite una y otra vez. Durante este tiempo, te estás juzgando a ti mismo.

La atención plena enfoca tu atención en permanecer en el momento. Empiezas a identificar elementos dentro de la situación actual sin ningún tipo de prejuicio. La atención plena altera tu forma de pensar y te permite determinar la mejor estrategia para superar los desafíos y avanzar a través de un cambio positivo. En esencia, la alimentación consciente romperá el bucle perpetuo dirigiéndose a tus emociones, y ayudarte a tomar mejores decisiones alimentarias. Romper este vínculo requiere un enfoque continuo en tu objetivo final para que puedas mantener el rumbo.

Involucrar a la corteza prefrontal

La corteza prefrontal es una parte del cerebro. Está situado en la parte frontal del cerebro y es responsable del pensamiento racional. Cuando practicas técnicas de atención plena, especialmente la meditación, fortaleces tu corteza prefrontal, lo que significa que piensas de manera más racional. Una corteza prefrontal fuerte le permite observar los pensamientos sobre la comida y estar cerca de la comida sin actuar sobre estos impulsos. El pensamiento racional promovido por la atención plena facilita romper los malos hábitos y fomenta el desarrollo de buenos hábitos.

Es hora de actuar

La alimentación consciente tiene tantos beneficios que solo tiene sentido intentarlo. La alimentación consciente nutre el cuerpo, la mente y el alma. Al cuidar tu cuerpo, fortaleces tu mente y recuperas el control emocional. Comienzas a disfrutar la comida de nuevas maneras, ya que usas todos tus sentidos y diversificas tus gustos. La mejor parte es que aún puedes comer lo que quieras siempre y cuando seas consciente de tus elecciones. Los beneficios son claros, y ahora es un buen momento para convertirte en un comedor consciente.

5

Principios De La Alimentación Consciente

La alimentación consciente es algo que tienes que aprender a hacer. Es posible que ya estés practicando algunas técnicas, lo cual es excelente. Comprender los principios y la teoría de la alimentación consciente puede proporcionarte más técnicas para mejorar tus habilidades de atención plena. Con el tiempo, te volverás más consciente y tus hábitos alimenticios cambiarán, lo que te convierte en una persona más saludable.

Los principios básicos de la alimentación consciente son bastante simples:

- Escucha las señales de tu cuerpo con respecto al hambre y saciedad.
- Evita el consumo excesivo, come lo que quieras en moderación.
- Manejar las señales externas de manera efectiva, como comer porciones más pequeñas y

eliminando las distracciones.

Estos tres principios afectan cada parte de la alimentación consciente. Aunque los principios son pocos, son muy profundos. Casi todos los demás aspectos de la alimentación consciente pueden caer bajo uno de estos tres principios.

Existen muchas herramientas, modelos y técnicas para ayudarte a implementar y mantener cada uno de estos principios.

El ciclo de alimentación consciente

La alimentación consciente se puede entender a través de un ciclo de preguntas. Estas preguntas impulsan el proceso de pensamiento y lo ayudan a reconocer diferentes comportamientos alimentarios. Juntas, estas preguntas se denominan el ciclo de alimentación consciente, que fue creado por la doctora Martha. Considera seis preguntas principales: por qué, cuándo, qué, cómo, cuánto y dónde. Desglosemos más estos seis temas:

¿Por qué?

La primera pregunta tiene que ver con por qué comes.

. . .

Piensa si eres consciente de los desencadenantes emocionales y situacionales que te dan ganas de comer, incluso cuando no tienes hambre. Considera las razones por las que comes o por qué tomas la decisión de no comer. Evalúa los intentos anteriores de dieta y determine cuáles funcionaron o por qué no seguiste el plan.

¿Cuándo?

La siguiente pregunta considera cuándo comes. Tómate un momento para pensar cuándo sueles comer o beber algo y por qué decides comer en esos momentos. Reflexiona sobre si tienes hambre en esos momentos y si puedes distinguir entre hambre física y mental. Piensa en otras cosas que puedes hacer para redirigir tu atención en lugar de elegir alimentos. Considera estrategias que te ayuden a sobrellevar mejor cuando experimentes un desencadenante de comer. Piensa si tus señales de comer realmente significan que tu cuerpo está tratando de decirte algo más.

¿Qué?

A continuación, reflexiona sobre lo que comes. Piensa en tus elecciones de alimentos en un día típico y considera usar un diario de alimentos para ayudarte a identificar patrones de alimentación.

. . .

Reflexione sobre qué alimentos comes para los diferentes tipos de emociones y por qué seleccionaste este elemento específico. Considera los momentos en los que restringiste la comida, cómo te hizo sentir y si te diste un atracón más adelante. Piensa en cómo te sientes cuando comes ciertos alimentos y si te preocupa comer en exceso. Reflexiona sobre cómo tu elección de alimentos afecta tu salud e identifica las áreas que podrías mejorar. Propón algunos cambios que puedas hacer de inmediato y la comida que necesitas para hacer estos cambios. Reflexiona sobre la posibilidad de comer lo que quieras teniendo en cuenta la moderación.

¿Cómo?

El acto de comer es el siguiente tema a considerar.

Determina lo que comes, si es un alimento que realmente te gusta comer o si comes rápidamente sin saborear adecuadamente. Compara cómo comes en público con cómo comes en privado e identifica aspectos que necesitas trasladar de una dimensión a la otra. Para evaluar completamente cómo comes, imagina que tienes que escribir una reseña sobre la última comida que comiste. Si no puedes describirlo correctamente, entonces tu conciencia necesita algunas mejoras.

¿Cuánto?

. . .

La siguiente pregunta tiene que ver con la cantidad que come. Piensa en cómo sabes que has comido lo suficiente y cómo te sientes cuando terminas de comer. Compara tus sentimientos después de una comida con cómo quieres sentirte después de comer. Reflexiona sobre si consumes todo lo que hay en el plato y cómo decides dejar de comer si no tienes hambre. Identifica las emociones y otros desencadenantes que te hacen comer en exceso y crea un plan de acción para manejar mejor esas situaciones en el futuro.

Considera lo que haces cuando comes demasiado y cómo afecta las próximas horas.

¿Dónde?

Para esta pregunta, considera cómo usas la energía de los alimentos que comes. Determina qué haces después de comer y si usas la energía para la actividad física. Compara la actividad física con mirar televisión o descansar en casa.

Piensa en cómo usas tu tiempo libre y si eres productivo para la cantidad que comes. Tómate un momento para reflexionar sobre el ejercicio. Identifica cómo te sientes con respecto al ejercicio, si el ejercicio específico es más agradable para ti o si usas el ejercicio como castigo cuando comió algo que percibe como malo.

. . .

Considere otras formas de usar su tiempo, como encontrar nuevos pasatiempos o comenzar un hábito saludable.

Señala tus metas para tu vida y reflexiona sobre cómo podrías usar tu energía para hacer que estas cosas sucedan. Determina tus rutinas de cuidado personal y cómo puedes incorporar el bienestar en tu tiempo disponible.

El ciclo de alimentación consciente te permite considerar tus hábitos de consumo como parte de un todo, en lugar de identificarlos simplemente como un problema. Este ciclo se ejecuta continuamente para que puedas comenzar a pensar en cualquier pregunta. Siempre que quieras comer o pensar en comida, vuelve a estas ideas. Puede ayudarte a identificar los desafíos alimentarios y te permite construir una relación saludable con la comida.

La esencia de la alimentación consciente

La alimentación consciente te permite encontrar el término medio entre comer de forma restrictiva y comer sin pensar.

Hacer esto requiere mucho autocontrol y confianza en uno mismo. Puedes obtener resultados si continúas siendo consciente.

· · ·

Puede parecer un poco vago ahora, pero una vez que comience a practicar la atención plena, se adaptará rápidamente a una nueva forma de pensar sobre la comida. Sigue las siguientes ideas sobre alimentación consciente para ayudarte en tus esfuerzos.

La relación alimentaria es permanente

La comida es necesaria para sobrevivir y siempre será un elemento fijo en tu vida. Tu relación con la comida puede cambiar de positiva a negativa y todo lo demás, pero no puedes ignorarlo. Comienza a ver la comida por lo que es, algo para disfrutar y nutrir tu cuerpo.

Conoces tus necesidades mentales y físicas

Eres el único que sabe lo que necesitas. Conoces las necesidades de tu cuerpo y de tu mente. Nadie más sabe cuáles son tus verdaderas necesidades y no pueden entender completamente tu cuerpo. Si vas a un restaurante con amigos, no pueden comer tu comida por ti y no pueden decidir cuándo estás lleno porque solo tú puedes comer por tu propio cuerpo y saber cuándo las señales de tu cuerpo indican que estás lleno. Lo mismo ocurre con las dietas y sugerencias de porciones.

. . .

Estos son solo una guía, no pueden determinar cuándo ha tenido suficiente y no saben cuándo tiene hambre. Empieza a confiar en que sabes lo que tu cuerpo necesita sintonizando su comunicación.

Tus pensamientos y sentimientos son una fuente de información

Tus pensamientos y sentimientos proporcionan una gran cantidad de información. Te informan sobre lo que tu cuerpo o mente necesita y lo incitan a tomar medidas. Si tienes problemas de peso, es posible que tus pensamientos y sentimientos sean negativos. A veces, incluso usas tus pensamientos para castigarte a ti mismo cuando eres algo que percibiste como malo y te hace sentir mal contigo mismo.

La alimentación consciente desalienta los pensamientos negativos y los sentimientos no juegan con tu negatividad.

En cambio, reconoce tus pensamientos o emociones, y utilízalos como una guía para tomar una mejor decisión sobre lo que necesitas.

Explorar y comprender

. . .

Las dietas esperan que te controles a ti mismo a través de la fuerza de voluntad únicamente. Cada vez que ocurre un desliz menor, te sientes culpable, lo que resulta en una lucha con tus emociones e insatisfacción. Es poco probable que la fuerza de voluntad por sí sola sea efectiva, especialmente si estás siguiendo una dieta restringida. La alimentación consciente rechaza este concepto. En su lugar, utilizas todas las experiencias de comer como una oportunidad para explorar diferentes alimentos. Al mismo tiempo, aprendes a identificar y comprender tus emociones, desencadenantes y antojos. Dejas de pensar en términos de bueno y malo y vuelves a centrarte en el disfrute y la salud.

No existen alimentos malos

Puedes comer cualquier alimento que quieras si eres un comedor consciente. Absolutamente ningún alimento está prohibido. Acepta que los alimentos tienen diferentes valores nutricionales y que un alimento puede ser más ventajoso que otro. Cualquier alimento es aceptable cuando se consume con moderación y puedes hacerlo sin sentirte culpable después. Lo que sí cambia es tu experiencia al comer varios alimentos que le permiten obtener satisfacción al comer conscientemente.

Conteo de calorías

· · ·

La alimentación consciente no requiere que cuentes las calorías, pero aun así debes ser consciente del contenido calórico de los alimentos que comes. Considera tu presupuesto por un momento. No necesariamente realizas un seguimiento de cada compra, pero sí tienes una buena idea sobre los precios promedio, cuándo algo es demasiado caro o cuándo encuentras una ganga. Las calorías en la alimentación consciente son las mismas. No es necesario que cuentes las calorías, pero las calorías sí cuentan. Son una forma significativa de permanecer consciente.

Mira las etiquetas de los alimentos para identificar los valores calóricos o encuentres las calorías en los productos frescos haciendo una búsqueda en Internet. Por ejemplo, la manzana promedio pesa seis onzas y contiene aproximadamente 88 calorías; en cambio, tres onzas de chocolate con leche tiene 455 calorías. ¡Qué gran diferencia! En el futuro, puedes elegir manzanas cuando tengas antojo de algo dulce, o puedes decidir comer una cantidad menor de chocolate.

Verificar el conteo de calorías hace que sea mucho más fácil elegir alimentos saludables y disfrutar la comida con sensatez.

Usa la sabiduría interna y externa

. . .

La sabiduría interna proviene de tus pensamientos, emociones y experiencia. Por el contrario, la sabiduría externa se deriva de influencias externas, como un contexto específico o señales de tu entorno. Cuando te conviertes en un comedor consciente, te das cuenta de cómo la sabiduría interna y externa trabajan juntas para tu propio bien.

Podrías pensar en una cena de cumpleaños a la que asistirás más adelante en la semana (sabiduría externa) y decidir comer solo alimentos saludables hasta entonces (sabiduría interna), para que puedas consentirte disfrutando de tu comida favorita. Tus decisiones alimentarias y alimenticias fluctuará, pero puedes usar estas dos sabidurías para guiar tus elecciones.

Encuentra alegría en cada bocado

La atención plena te insta a permanecer en el momento y disfrutar de lo que estás haciendo. Todo lo que haces es una experiencia y puedes aprender algo de ello. Las técnicas conscientes ayudan a enfocar tu mente en lo que estás haciendo, lo que mejora tu experiencia. Al elegir tu comida y con cada bocado, utiliza tus sentidos. Es posible que te encuentres identificándote con un nuevo sabor, textura o aroma. Además de proporcionar nutrientes para tu cuerpo, también alimentas tu alma a través de una alimentación experiencial y consciente.

. . .

La vida no gira en torno a la comida

Para algunas personas, la comida es el principio y el fin. Si eres una de estas personas, entonces no puedes pensar en una vida o evento sin comida. Esta obsesión por la comida disminuirá a medida que mejores tus habilidades de alimentación consciente. Comer es solo una pequeña parte de tu vida y necesitas encontrar un equilibrio entre comer y otras actividades. Tienes el control de tu vida y puedes efectuar cambios cuando te das cuenta de que hay mucho más en la vida que solo comida. Comenzarás a explorar nuevas actividades, practicar pasatiempos y volverte más consciente en general una vez que tu relación con la comida mejore. La comida es solo una parte del viaje, así que disfruta también el resto de tu vida.

Herramientas útiles

Hay muchas herramientas disponibles para ayudarte a estar presente en el momento y ser más consciente de tu relación con la comida. Las ideas anteriores proporcionan una guía en lo que respecta a la alimentación consciente. Las siguientes ideas brindan asistencia práctica si prefiere un enfoque práctico.

La escala del hambre

· · ·

Una báscula puede ayudarte a determinar el grado de tu hambre y ayudarte a decidir si debes comer. La escala va del uno al diez y describe varias etapas del hambre. Siempre que tengas ganas de comer, saca esta báscula y descubre qué tan hambriento estás, o si estás a punto de comer sin pensar.

1. Voraz

Sientes que te mueres de hambre. Cuando tienes hambre, puedes experimentar sentimientos de debilidad, mareos o dolor de cabeza. Te cuesta concentrarte y no tienes energía.

2. Incómodamente hambriento

Estás de mal humor o irritable, combinado con sentimientos de baja energía y náuseas.

3. Mucha hambre

Tienes una fuerte necesidad de comer y tu estómago te sientes vacío de toda comida.

4. Un poco de hambre

Tus señales corporales plantan pensamientos de comer en tu mente, y comienzas a considerar cuándo comer.

5. Neutro

. . .

Has comido lo suficiente para tener energía y te sientes satisfecho psicológica y físicamente.

6. Satisfecho y Ligero

Tu cuerpo está satisfecho con la cantidad que comiste, pero aún te sientes ligero.

7. Lleno

Aunque estás satisfecho, sientes que todavía comes un poco más. Tu cuerpo ya no necesita comida, pero tu mente te insta a comer más.

8. Muy lleno

Comienza a tener dolor de estómago por la cantidad que comió. La comida sabía tan bien que siguió comiendo, a pesar de que sabía que tenía suficiente.

9. Incómodamente lleno

Te sientes hinchado, pesado, cansado y lleno hasta el punto de la incomodidad.

10. Dolorosamente lleno

Un coma típico de alimentos. Has comido demasiado, como cuando participas en una cena de Acción de Gracias o Navidad.

· · ·

Estás en gran malestar físico y evitas el movimiento. Podrías considerar no volver a mirar la comida nunca más.

Los niveles de hambre más cómodos van de tres a seis. Si quieres comer conscientemente, entonces come cuando califiques tu hambre en el nivel tres. Deja de comer tan pronto como alcances el nivel seis. Cumplir con estos puntos de escala asegura que no pases hambre y evitas comer en exceso.

Lista de verificación de conciencia

La lista de verificación de conciencia garantiza que estés atento y mejora la conciencia al comer. Contiene seis preguntas, así que ten una copia cerca cada vez que decidas comer.

1. ¿Estoy sentado?
2. ¿Estoy comiendo lento o rápido?
3. ¿Estoy probando cada bocado o comiendo sin pensar?
4. En una escala que va del uno al diez, ¿cuánta hambre tengo?
5. ¿Me estoy concentrando solo en la comida o estoy comprometido en la multitarea?
6. ¿Estoy estresado, ansioso, aburrido o me duele el estómago?

Lista de verificación de alimentación consciente

Otra gran herramienta es una lista de verificación para una alimentación consciente. Esta lista de verificación se puede utilizar para aumentar su conocimiento. Al principio, puedes tomar algún tiempo completar esta lista de verificación, pero pronto te convertirás en parte de su vida diaria.

Comidas

La lista de verificación comienza considerando las comidas.

Durante tus comidas, asegúrate de:

- Pausa entre bocados
- Toma conciencia de los sabores
- Toma conciencia de la(s) textura(s)
- Respira hondo
- Guarda los dispositivos digitales

Ten en cuenta las texturas predominantes al comer. Están ellas:

- Crujiente
- Cremoso
- Seco
- Granulado
- Húmedo

¿Algo más?

A continuación, reflexiona sobre los principales sabores o gustos. Son ellos:

- Salado
- Dulce
- Agrio
- Amargo
- Umami (salado)

Aperitivos

Al comer bocadillos, también debes tener cuidado. Gran parte de la alimentación sin sentido ocurre mientras se come un refrigerio. Puedes mejorar tu atención plena mientras comes bocadillos siguiendo esta lista de verificación:

- Toma bocados más pequeños
- Mastica bien la comida
- Comer lentamente

Resumen

. . .

Una vez que termines tu comida, toma algunas notas sobre la experiencia. Puedes hacer estas notas debajo de la lista de verificación o usar un diario de alimentos para realizar un seguimiento de lo que estás comiendo y la experiencia de atención plena.

Alimentación consciente para niños

Los niños a los que se les enseña a ser comedores conscientes tienen más probabilidades de tener una relación saludable con la comida cuando sean adultos. Puedes comenzar a enseñar a tus hijos sobre la alimentación consciente desde una edad temprana, pero aún así asegurarse de que obtengan los nutrientes necesarios para el crecimiento. La mayoría de las estrategias que fomentan la alimentación consciente en los niños son similares a las que utilizan los adultos. Lo importante que debes recordar es que tus hijos todavía están aprendiendo a pensar racionalmente y aprenderán acerca de tus alimentos, por lo que debes dar el ejemplo y guiar a tus hijos.

Sin pantallas en la mesa

Si visitas algún restaurante, te sorprenderás de la cantidad de niños que miran la pantalla de un teléfono o tableta mientras comen. Esto también sucede durante las comidas en casa, y tú también podrías ser culpable de este delito.

Cualquier tipo de pantalla, ya sea un teléfono, una tableta o un televisor, será una distracción en la mesa. Lo mismo ocurre con los relojes inteligentes o las radios a todo volumen de fondo. Enseña a tus hijos a comer su comida sin mirar una pantalla. Les ayudará a aprender más sobre la comida que tienen delante, aumentar su disfrute y empezarán a escuchar las señales de su cuerpo cuando estén llenos.

Comiendo juntos

Siempre es mejor comer en una mesa y en familia. Cuando comen juntos, pueden observar cómo sus hijos interactúan con la comida y sus gustos y aversiones. Eso te permite reenfocar tu atención en la comida cuando quieren hacer otra cosa y brinda la oportunidad de concentrarse en tus hijos.

Antes de que tu familia comience a comer, tómate un momento para agradecer la comida o deja que tus hijos respiren profundamente. Este breve tiempo de tranquilidad le permite a tu hijo calmarte y reducir las distracciones antes de prestar atención a tu comida.

Modales en la mesa

. . .

La alimentación consciente requiere conciencia de todo lo que tiene que ver con la alimentación, lo que incluye enseñar a tus hijos los modales en la mesa. Enséñales cómo usar los utensilios correctamente y cómo hablar correctamente sobre los alimentos. Explícale a tu hijo que necesita tomar pequeños bocados y masticar la comida correctamente. Una forma de asegurarte de que esto suceda es pedirle a tu hijo que deje los cubiertos entre bocado y bocado. Anímalos a que se retiren de la mesa adecuadamente y hazlos responsables de limpiar cualquier derrame que hagan para que se den cuenta del desperdicio.

Hablar sobre la comida

Charlar con tus hijos sobre la comida es una excelente manera de aumentar tu conciencia. Puedes usar la lista de verificación de alimentación consciente y hacerles a tus hijos las mismas preguntas reflejadas en ella. Pídales que expliquen cómo se ve la comida, el sabor y cómo se siente. Con niños más pequeños, y al introducir nuevos alimentos, puedes dejar que tu hijo agarre la comida con las manos para sumergirte por completo en la experiencia.

Pregúntale a tu hijo cómo se siente su barriga antes, durante y después de comer. También puedes preguntar qué hambre siente tu hijo antes de que empiece a comer. Esto hace que tu hijo sea consciente de las señales de su cuerpo y lo ayuda a identificar la sensación de saciedad.

También puedes dejar que tu hijo se sirva su propia comida (con tu ayuda) y guiarlo en el tamaño de las porciones. Sin embargo, no los obligues a comer todo lo que hay en el plato si dicen que están llenos. Confía en que tu hijo conoce su cuerpo. Vendrán a pedirte comida si realmente tienen hambre, y luego puedes ayudarlos a determinar si realmente tienen hambre o simplemente están aburridos. Si tu hijo pide más o dice que tiene hambre poco después de sus comidas, diles que tienen que esperar 15 minutos y luego pregúntales si todavía quieren comer algo. Le da tiempo al estómago y al cerebro para comunicarse entre sí y tu hijo comenzará a hacer otra cosa si los antojos son impulsados por el aburrimiento.

No comas sobre la marcha

No permitas que tus hijos coman mientras tú estás en el auto o tienes prisa. Comer sobre la marcha les enseñará a tus hijos que está bien realizar múltiples tareas mientras comen, hará que la comida sea una cura para el aburrimiento y los hará menos conscientes del proceso de comer.

Si te preocupa que tu hijo pase hambre, tómate un momento para sentarte en un banco y comer algo antes de continuar con tus tareas. Esto anima a tu hijo a hacer tiempo para la comida y aumenta la conciencia de la alimentación consciente.

. . .

Listo para comer conscientemente

La alimentación consciente es posible si dedicas el tiempo y el esfuerzo para ser consciente de forma continua. Los principios de la alimentación consciente son fáciles de recordar, así que anótalos y tenlos a la mano cuando tengas dudas.

Hay muchas pautas para mejorar tu atención plena y herramientas para ayudarte a permanecer consciente.

Prueba una o todas estas técnicas e identifica cuáles funcionan mejor para ti. Tomará tiempo entrar en el ritmo de las cosas, así que sé paciente contigo mismo. Con el tiempo, verás las ventajas de la alimentación consciente y te resultará más fácil incorporarla a la vida diaria.

6

Hacer La Alimentación Consciente Un Hábito

La alimentación consciente solo se convierte en un hábito si te concentras continuamente en ser consciente y nunca te das por vencido en el proceso. Los beneficios de la alimentación consciente superan con creces el tiempo y el esfuerzo necesarios para convertirlo en un hábito. Después de un tiempo, la alimentación consciente se convertirá en una segunda naturaleza para ti y tu arduo trabajo cosechará recompensas.

Actividades de alimentación consciente

Varias actividades y ejercicios pueden ayudarte a ser más consciente. Todas estas actividades funcionan centrándose en aspectos específicos de la comida que tienes delante. A través de estos ejercicios, aprendes a apreciar la comida y tu relación con la comida mejora mucho.

. . .

El crítico gastronómico

Comer conscientemente puede parecer extraño, pero hay una manera fácil de mejorar la atención plena: ser un crítico gastronómico. Un crítico gastronómico es un juez profesional de un plato de comida preparado por alguien. La mayoría de los críticos gastronómicos cenan en restaurantes de lujo o establecimientos de comida emergentes, pero también hay otros lugares para críticos gastronómicos.

Piense en algunos de los programas de telerrealidad, como el de cocina, donde los jueces evalúan la comida de los concursantes o en un carnaval local donde hay una competencia por la mejor comida. Todos estos eventos tienen a alguien que los juzga.

Puedes fingir que eres un crítico gastronómico y "juzgar" la comida. Cuando asumes el papel de un crítico gastronómico, automáticamente prestas más atención a la comida, la apariencia, el olor y el sabor. Siempre ten una actitud positiva cuando juzgues la comida. Toma notas de lo que disfrutaste de la comida y lo que te gustaría probar de nuevo. Esta es una técnica útil si estás probando comida nueva o cuando no estás seguro del plato que tienes delante. Es un ejercicio útil, porque te ayudará a identificar los alimentos que funcionan bien juntos, o cuando un plato necesita otro elemento, como condimento o salsa, para ayudarlo a mejorar.

Esta actividad también es fácil de hacer con los niños y los ayudará a cultivar el amor por la alimentación consciente.

La meditación de las pasas

Un prolífico ejercicio de alimentación consciente proviene de un experto en atención plena. Este experto creó un ejercicio para aumentar tu conciencia mientras comes usando una sola pasa. Funciona de maravilla para la atención plena y te ayuda a concentrarte en nada más en ese momento.

Una vez que hayas hecho este ejercicio, también puedes probarlo con otros alimentos, si quieres practicar un poco más.

Sigue estas instrucciones para la meditación de las pasas:

1. Espera

Toma la pasa y sostenla entre tu dedo índice y pulgar o colócala en la palma de tu mano.

2. Ver

Presta mucha atención a cómo se ve la pasa. Una forma de hacer esto es imaginar que nunca antes has visto una pasa y quieres examinar este extraño objeto. Contempla cada parte de la pasa.

Concentra tu atención en los pliegues de la pasa. Concéntrate en las crestas que emiten luz y luego pase a los huecos que son de color más oscuro. Trata de encontrar líneas asimétricas o patrones únicos en la superficie de la pasa.

3. Toca

Usa tus dedos para darle la vuelta a la pasa y explorar la textura. Puedes darle la vuelta en la palma de la mano o levantarlo y girarlo con los dedos. Intenta tocar la pasa con diferentes dedos para ver cómo cambia la textura. A veces, es útil cerrar los ojos al hacer este paso, ya que puede aumentar su sentido del tacto.

4. Olor

Lleva la pasa a tu nariz e inhala profundamente. Intenta describir el aroma o la fragancia de las pasas. Toma varias respiraciones para disfrutar plenamente del olor. Toma nota de cualquier cambio en tu boca o estómago mientras realizas este paso.

5. Coloca

Lleva la pasa a tus labios lentamente mientras observas la posición de tu mano y brazo. Tómate un momento para apreciar que tú mano conoce la posición exacta frente a tu boca. Abre la boca y coloca la pasa dentro, pero no la mastiques. Siente la pasa con tu lengua y concéntrate en la sensación que crea tu boca a partir de la presencia de la pasa.

6. Sabor

Prepárate para masticar las pasas colocándolas en el lugar correcto de tu boca. Fíjate dónde está la pasa entre tus dientes para que puedas masticarla correctamente. Con plena conciencia, muerde la pasa una o dos veces. Toma nota de cualquier sabor proveniente de las pasas. Continúa masticando las pasas por completo, pero no las tragues. Concéntrate en cómo cambia el sabor y la textura a medida que masticas y cómo se siente en la boca.

7. Tragar

Antes de tragar la pasa, toma plena conciencia de las acciones de tu cuerpo. Intenta identificar el momento preciso en el que tu cuerpo tiene la intención de tragar para que te vuelvas hiperconsciente al tragar la pasa.

8. Seguir

Trata de rastrear la pasa por tu garganta y mientras se mueve hacia su estómago. Concentra tu atención en cómo se siente tu cuerpo durante este ejercicio y después de comer las pasas.

Juego de utensilios

Los utensilios para comer, como cuchillos, tenedores y cucharas, son herramientas que te ayudan a llevar la comida a la boca.

Tus utensilios pueden ayudarte a ser más consciente, porque la forma en que sostiene y usa estos artículos puede hacer que no preste atención. Piénsalo de esta manera: probablemente comas palomitas de maíz con las manos, ya que es más fácil que tratar de clavarlas con un tenedor o sacarlas con una cuchara. Aunque hace que sea más fácil comer palomitas de maíz con las manos, requiere menos atención.

Para este ejercicio, vas a cambiar la forma en que usas tus utensilios. Estas actividades son adecuadas para personas de todas las edades, pero los niños deben ser supervisados, especialmente si les das un cuchillo. Sigue estos pasos para tener una experiencia de alimentación consciente:

Prepara utensilios y comida

Prepara una comida que puedas comer con varios utensilios. Por ejemplo, para una ensalada o un plato de pasta. Sirve un poco en un plato y añade un poco a un bol.

Recoge todos tus utensilios, y colócalos en la mesa con la comida servida. Puedes usar los utensilios que quieras, pero trata de tener al menos un tenedor, un cuchillo, una cuchara y palillos chinos, o algo similar. Puedes tener utensilios de diferentes tamaños o incluso opciones extrañas, como palillos de dientes o cubiertos de plástico.

Usa tus utensilios normales

Selecciona los utensilios que normalmente usarías para el plato que tienes delante y toma algunos bocados del plato y del bol. Puedes seleccionar un cuchillo y un tenedor si está comiendo pasta en un plato, mientras que una cuchara podría ser más fácil si está comiendo en un tazón. Usa todas tus técnicas conscientes para estar completamente consciente durante el proceso de comer. Puede ser útil tener una hoja de papel con usted para tomar notas después de cada utensilio sobre cómo experimentó la comida.

Cambiar la posición

Sigue comiendo con tus utensilios tradicionales, pero cambia la posición en la que los sostiene. Este paso funciona mejor con un tenedor. Si las puntas de su tenedor apuntan hacia arriba, entonces probablemente saque la comida, lo cual es bastante fácil de hacer. Gira el tenedor al revés, de modo que las puntas apunten hacia el plato. Ahora necesitas obtener comida apuñalándola y eso requiere precisión.

Apuñalar la comida automáticamente te hace más consciente, ya que los movimientos están controlados y requieren toda tu atención.

. . .

Intercambio de utensilios

Intenta cambiar tus utensilios a la otra mano. Sostener tus utensilios de manera diferente a lo habitual automáticamente te obliga a concentrarte y estar más atento, ya que se envían señales adicionales entre la mano y el cerebro. Si estás usando una cuchara, es posible que los movimientos no están tan controlados. De manera similar, clavar un tomate con un tenedor se vuelve más desafiante cuando se usa una mano diferente.

Cambiar utensilios

Usa los diferentes utensilios que dispusiste para comer tu comida. Trata de comer la ensalada con una cuchara o un tenedor más pequeño. Los utensilios más pequeños o desafiantes aumentan tu conciencia porque los movimientos deben ser precisos si quieres llevar la comida a la boca.

Intenta cambiar a utensilios completamente diferentes. Los palillos o mondadientes pueden ser un cambio interesante y obligarte a prestar atención.

Escribe cómo experimentas la comida mientras usas diferentes utensilios. Toma nota de los más fáciles y los más desafiantes.

La próxima vez que te cueste comer conscientemente, cambia tus utensilios a uno desafiante para que tu cerebro trabaje más. Si estás comiendo demasiado rápido, elige un utensilio más pequeño, que solo te permita tomar pequeños bocados a la vez, y recuerda dejar los cubiertos entre bocado y bocado.

El plato consciente

La alimentación consciente te permite disfrutar de la comida, mejorar tu salud, reducir la negatividad y evitar hábitos alimenticios poco saludables. Hay muchas maneras de lograr estos ideales. La doctora Alondra Alcaraz utiliza un plato y un vaso para identificar los aspectos clave de la alimentación consciente. El plato está dividido en cuatro secciones que ayudan a mejorar tu relación con la comida.

Plato Elemento 1: Observar

Siempre que quieras comer, o mientras comes, observa cómo tu mente y tu cuerpo responden a la situación. Observa lo que le sucede a tu cuerpo, como tener un ruido estomacal, sentirte muy hambriento o comenzar a sentirte lleno. Considera otras sensaciones físicas como estar cansado, estresado o tener poca energía.

Plato Elemento 2: Sabor

. . .

Toma nota de los diferentes aspectos de tu comida.

Determinar los diferentes aromas, sabores y texturas. Piensa si la comida es caliente o fría, dulce o salada, picante o crujiente. Trate de describir el sabor tanto como sea posible.

Placa Elemento 3: En el momento

Permanece completamente presente durante toda la experiencia de comer. Elimina cualquier distracción y siéntate mientras comes. Apaga los dispositivos electrónicos y concéntrate solo en los alimentos.

Placa Elemento 4: No juzgar

Sé amable contigo mismo cuando estés comiendo y no juzgues. La alimentación consciente no tiene limitaciones.

Todo lo que necesitas hacer es permanecer consciente.

Toma nota de cualquier pensamiento negativo que asoma la cabeza y descarta estos pensamientos mientras recuerdas que estás nutriendo tu cuerpo.

Vidrio: Conciencia

. . .

El vaso que acompaña al plato indica conciencia. Une todos los elementos del plato y resume de qué se trata la alimentación consciente. Mientras comes, concéntrate en cómo sabe la comida y cómo nutre tu cuerpo en lugar de masticar la comida sin pensar.

La analogía consciente del plato y el vaso te ayuda a permanecer consciente durante el proceso de comer. Te anima a considerar cada elemento de ti mismo y de la comida que tienes delante. Al usar estos elementos, aumenta la conciencia de tu mente, cuerpo, sentimientos y pensamientos. Esta técnica es una de las más fáciles de hacer continuamente y cada vez que comes.

Dos platos

El ejercicio de los dos platos es otra herramienta útil para ayudarte a aprender sobre la alimentación consciente. Te ayuda a identificar los tamaños de las porciones adecuadas, lo cual es necesario si crees que puedes estar comiendo en exceso o si tienes dificultades para identificar las porciones adecuadas. Puedes probar este ejercicio en casa para facilitar la distribución consciente de las porciones. Este enfoque es un recurso excelente si sales a cenar con frecuencia, cuando crees que te han servido una porción demasiado grande o cuando visitas buffets de todo lo que puedas comer.

. . .

Estos son los pasos para la técnica de las dos platos:

1. Consigue dos platos

Consigue dos platos para que los uses con tu comida. Un plato es un plato para servir, mientras que el otro es un plato para comer. Si es posible, usa un plato más pequeño como plato para comer. Llena el plato de servir con toda la comida que quieras comer.

2. Reemplazar

Mueve parte de la comida a tu plato para comer desde el plato para servir. Puedes decidir cuánto deseas colocar en el plato para comer. Escucha las señales de tu cuerpo y considera la cantidad que es más probable que comas. Tratar para averiguar qué tan hambriento está antes de mover la comida al plato para comer.

3. Prepara la comida

Usa solo el plato para comer para este paso. Corta toda la comida en trozos del tamaño de un bocado. Prepara tu comida para comer de cualquier otra manera, como agregando aderezo o condimento para ensaladas.

4. Comer

Comienza a comer y concéntrate en la comida que tienes delante. Sé consciente de cada bocado y mastica lentamente. Solo come la comida en tu plato. Puedes terminar toda la comida en este plato si quieres.

. . .

5. Evaluar

Una vez que hayas limpiado tu plato de comida, evalúe cómo te sientes. Determina si todavía tienes hambre. Identifica si se trata de hambre real o si simplemente quiere comer más porque la comida sabe bien. Si ya no tienes hambre, entonces has terminado con tu comida. Si todavía tiene hambre, continúe con el siguiente paso.

6. Vuelva a servir

Mueve la mitad de la comida de tu plato para servir a tu plato para comer. Repite los pasos tres y cuatro con esta porción. Corta la comida y cómela con atención.

7. Evaluar

Come la comida de tu plato hasta que estés lleno o hasta que hayas vaciado tu plato. Vuelva a evaluar su hambre. Repite los pasos seis y siete, si todavía tienes hambre. Si sientes que te estás llenando o piensas que has tenido suficiente, entonces puedes dejar a un lado la comida restante y dejar de comer.

Hoja de trabajo de alimentación consciente

La ficha de alimentación consciente es la actividad perfecta si quieres enseñar a tus hijos este concepto. Es apto para todas las edades, por lo que los adultos también pueden disfrutar de este ejercicio.

Cada sección de la hoja de trabajo se describe a continuación, por lo que puedes usarla para completar el ejercicio. Usa tu diario de alimentos o una página suelta para reunir todas tus ideas para el ejercicio en un solo lugar.

Un recordatorio

Comienza recordándote los conceptos básicos de comer bien. Debes ser consciente de cómo sabe, se siente, huele y se escucha.

La experiencia

Elige una pieza de fruta para comer con atención. Come la fruta, luego toma notas sobre tu experiencia. Alternativamente, has un dibujo sobre tu experiencia consciente.

Responder preguntas

En la siguiente sección, responderás preguntas sobre tu experiencia. Puedes recordar la experiencia mientras comes la fruta o puedes comer otra cosa, y luego responde las preguntas.

¿Cómo sabía?

¿Cómo se veía?

¿Cómo olía?

¿Como se sintió?

¿Cómo sonó?

Después de considerar cada sentido, responde esta pregunta: ¿Qué noté sobre este alimento que no había notado antes?

Expresión

La parte final de la ficha es un espacio de expresión y reflexión. Dedica algún tiempo a hacer un dibujo de la fruta u otro alimento, y dibuja todo lo que creas que necesitas para crecer. Puedes incluir dibujos de personas, máquinas, condiciones naturales o cualquier otra cosa.

Consejos y estrategias

La alimentación consciente debe convertirse en un hábito si deseas que forme parte de tu estilo de vida. Existen numerosas formas de incorporarlo a la vida diaria. Algunos de estos cambios son pequeños y fáciles de implementar, mientras que otros pueden tardar un poco más.

Planificar y preparar

. . .

Planear y prepararte para comer conscientemente es una de las primeras cosas que harás durante este proceso. Dedica suficiente tiempo a prepararte mentalmente y obtener las cosas que necesitas para tener éxito con la alimentación consciente.

- Come una comida conscientemente todos los días durante una semana, luego agrega más comidas conscientes.
- Programa tiempo para comer en tu diario y no multipliques en absoluto al comer.
- Revisa las etiquetas de los alimentos y el contenido calórico de los diferentes alimentos con frecuencia para que puedas tomar decisiones sensatas.
- Si deseas comer alimentos ricos en calorías, elige una porción más pequeña y utilícela como un regalo especial.
- Lo más importante es comer estos alimentos conscientemente y no sentirte culpable por ello después; fue una decisión consciente.
- Siéntate cuando estés listo para comer y apaga cualquier distracción.
- Tómate un momento para sentirte agradecido por la comida que tienes antes de empezar a comer.
- Mira cada elemento específicamente y nómbrelo. Considera el tiempo y el esfuerzo que se dedicó a cultivar los ingredientes individuales y preparar la comida.

- Mide tu nivel de hambre antes de comer algo, especialmente si se trata de un refrigerio. Puede ser que el estrés te lleve a comer, lo que requiere otras estrategias además de la comida.

Al comer

- Empieza a comer cuando sientas un poco de hambre, ya que el hambre extrema te hará comer impulsivamente.
- Solo sirve una porción que creas que puedes comer con atención. Recuerda, se trata de comer de calidad en lugar de la cantidad que come. Siempre puedes volver por un poco más tarde si todavía sientes hambre física.
- Toma pequeños bocados y mastique su comida lentamente. Deja el tenedor entre bocados y solo levántalo una vez que hayas tragado el bocado anterior.
- Mastica cada bocado unas 30 veces, aunque algunos alimentos pueden requerir más masticación y otros menos.
- Asegúrate de que tu comida tarde al menos 20 minutos para que la termines.
- Nunca comas del envase. Siempre sirve tu comida en un plato o en un tazón.
- No te fuerces a comer cada bocado de tu plato.
- Está bien dejar de comer una vez que estés satisfecho.

Aumentar la conciencia

- Concéntrate en el olor, la forma, la textura y el sabor de su comida. Usa los primeros bocados de cada comida para enfatizar cada uno de estos sentidos.
- Come una variedad de alimentos, incluidos aquellos que normalmente no probaría. Por ejemplo, elige proteínas de origen vegetal en lugar de proteínas animales. Consume cualquier alimento nuevo con atención para que puedas experimentarlo por completo.
- Usa un diario de alimentos para realizar un seguimiento de lo que come si crees que esto podría ser valioso para ti. Escriba el hambre que tienes y cómo te sientes antes de cada comida. Toma notas de cómo fue tu experiencia de alimentación consciente y cómo te sientes después de comer.
- Si tu mente divaga mientras comes, reconoce el pensamiento y déjalo pasar, luego continúa con la alimentación consciente en tu próximo bocado.
- Toma nota de cómo sabía tu primer bocado en comparación con el quinto y el último bocado.

En la cocina

- Mantén las superficies libres de desorden y comida. Si puedes ver la comida, es más probable que la comas, así que guarda toda la comida en armarios organizados.
- Prepara refrigerios saludables que sean fáciles de conseguir.
- Corta las verduras y frutas frescas en trozos más pequeños y colócalos en recipientes pequeños.
- Come el contenido de uno de estos paquetes cuando sientas un poco de hambre.
- Evita comprar alimentos adicionales y limite la cantidad de alimentos procesados y refinados en tu hogar.
- Asegúrate de que los platos y tazones más pequeños sean fáciles de alcanzar, lo que facilita servir porciones más pequeñas.
- Ten una lista de compras a mano para anotar cualquier alimento saludable para que no te quedes sin estas opciones.

Puedes hacerlo

La alimentación consciente es posible. Todo lo que necesitas hacer es comenzar. Toma la decisión hoy de trabajar duro para convertirte en un comedor consciente. Es útil identificar algunos cambios más fáciles y concentrar tu energía en realizarlos por completo. Una vez que domines los cambios más pequeños, incorpora alteraciones más difíciles en tu vida.

. . .

Escribe los consejos y técnicas que pueden ayudarte mejor y colócalos en la cocina y el comedor para ayudarte a mantener la atención plena. Con el tiempo, descubrirás que la alimentación consciente pasa a segundo plano e incluso las cosas que alguna vez pensaste desafiantes se vuelven más fáciles.

7

Estrategias De Afrontamiento

EN LUGAR de comer

Decidir cambiar tus hábitos alimenticios es una tarea enorme. Requiere dedicación, perseverancia y trabajo duro.

Aunque la alimentación saludable es una causa noble, existe un obstáculo. La alimentación más problemática surge de problemas emocionales, como el estrés, la depresión, el aburrimiento o la frustración. Si no abordas estos problemas, tus esfuerzos por comer sano serán en vano. Corre el riesgo de volver a los viejos hábitos o adquirir nuevos malos hábitos, como fumar. La mejor forma de afrontar esta situación es afrontar los problemas personales y emocionales de forma saludable.

. . .

La alimentación consciente tiene sus raíces en la atención plena, que alude al hecho de que debes tener una mayor conciencia de todo lo que haces.

Aplicar la atención plena a tu vida te ayudará a superar los malos hábitos para siempre. La atención plena también te ayuda a desarrollar mejores estrategias de afrontamiento para comportamientos problemáticos. Al canalizar tu energía en actividades productivas, aprende a lidiar con problemas personales y prepara el escenario para una alimentación consciente exitosa.

Atención plena

Ya sabes cómo ser un comedor consciente, así que ahora es tu oportunidad de llevar este concepto a otras áreas de tu vida. La atención plena requiere atención constante, y necesitarás algo de práctica para convertirla en un hábito. La premisa básica de la atención plena es volverte más consciente de las cosas que te rodean y de tu lugar dentro de un contexto específico. Te permite experimentar las cosas con todos tus sentidos.

Aquí hay un ejercicio rápido de atención plena para que lo pruebes tomando conciencia de tu entorno actual. Pon un cronómetro a dos minutos.

. . .

Echa un vistazo a la habitación que te rodea y decide concentrarte en un objeto específico. Asigna un nombre al objeto, luego mira a la derecha del objeto y asigna un nombre al siguiente objeto que veas. Continúa haciendo esto durante los dos minutos completos. Todo lo que quieres hacer es nombrar lo que estás viendo, pero házlo sin juzgar. Una vez que hayan pasado tus dos minutos, determina cómo te sientes acerca de la habitación. Identifica algo que no te diste cuenta que estaba en la habitación o que a veces mira, como una pintura que ha estado en la pared durante años. Concéntrate en este objeto durante unos segundos y tómalo correctamente. Este simple ejercicio te ha hecho más consciente de las cosas que te rodean.

La atención plena se puede hacer internamente para ayudarte a identificar emociones y comprenderte a ti mismo correctamente. Cuando te levantes por la mañana, tómate un momento para identificar tus emociones, nivel de energía y pensamientos actuales. No juzgues durante el proceso, solo observa estos sentimientos y pensamientos, luego déjalos ir.

Repite este proceso antes del almuerzo y antes de acostarte.

Puedes repetir este ejercicio en cualquier momento del día ya que te puede ayudar a calmarte cuando todo parece frenético.

. . .

Meditación

La meditación es una forma de atención plena porque requiere que te quedes quieto mientras observas el momento actual. Puedes obtener meditaciones guiadas a través de videos y clips de sonido o puedes leer sobre ellos y seguir los pasos por ti mismo. Hay varios tipos de meditaciones que toman desde unos pocos minutos hasta una hora o más.

Encuentra los que funcionan mejor para ti y utilizalos con frecuencia para ayudarte a superar el comer emocionalmente. Comprométete a meditar durante unos cinco minutos al día, y luego aumentalo a períodos más largos una vez que estés listo. A continuación se presentan algunos ejercicios de meditación para que pruebes.

Varios estudios han demostrado que la atención plena y la meditación tienen beneficios. Un estudio realizado en 2013 indicó que la meditación consciente practicada constantemente durante ocho semanas resultó en un menor estrés físico y mental, lo que ayudó a disminuir la inflamación relacionada con el estrés y el síndrome del intestino irritable.

Otro estudio encontró que el dolor, la ansiedad y la depresión disminuyen durante un período de meditación de un año en personas con dolor crónico.

· · ·

Además, las meditaciones reducen la ansiedad generalizada y mejoran la autoconfianza, ya que los participantes se enfocan más en las afirmaciones positivas y el amor propio.

Estudios adicionales indican que meditar por tan solo unos minutos al día mejora la memoria y la capacidad de atención en ocho semanas. Con todos estos beneficios, no es de extrañar que la meditación sea una excelente herramienta para ayudar con problemas de peso que frecuentemente acompañan al estrés, la ansiedad, depresión y otros problemas emocionales o de salud mental.

Meditación de la conciencia de la respiración

Con esta meditación, estarás concentrándote en tu respiración. Te permite concentrarte en una sola cosa, lo que mejora tu conciencia general en otras actividades.

También te ayuda a calmarte, mejora la concentración y alivia la ansiedad.

1. Toma respiraciones lentas y profundas.

2. Concéntrate en cómo el aire expande tu pecho a medida que inhalas por la nariz, y como colapsa mientras exhalas por la boca.

3. Podría ayudarte a contar mientras inhalas y exhalas, pero no dejes que esto te distraiga de tu concentración de la respiración.

4. Reconoce cualquier pensamiento que surja en tu cabeza y luego déjalos libres como si fueran niebla moviéndose a través del aire. Solo concéntrate en tu respiración.

Meditación de bondad amorosa

El objetivo de esta meditación es ayudarte a desarrollar un sentido de amor propio. Te ayuda a ser amable contigo mismo, con los demás y con los estímulos que pueden causar estrés.

1. Toma algunas respiraciones profundas.

2. Abre tu mente para recibir amor y bondad.

3. Envía mensajes mentales de amor y bondad a ti mismo y el mundo exterior.

Meditación de relajación

Esta meditación es fantástica si necesitas liberarte de tensiones o aliviar el estrés. Tu cuerpo puede soportar mucha tensión y es posible que ni siquiera te des cuenta. Los hombros tensos, los calambres en las extremidades o los dolores musculares pueden deberse al estrés y a problemas emocionales. Relajarte a través de la meditación te ayudará a sobrellevar tus emociones y te impedirá alcanzar la comida.

. . .

1. Acuéstate boca arriba o siéntate cómodamente en una silla. Mantén tu postura abierta y no cruces tus brazos o piernas uno sobre el otro. Mantenlos a tus lados.

2. Cierra los ojos y respira hondo unas cuantas veces.

3. Concéntrate en relajar los dedos de los pies durante unos segundos apretando los músculos y luego soltándolos. Continúa con este movimiento de apretar y soltar a través de todos los grupos musculares de tu cuerpo. Relaja ambos pies y libera la tensión de tus tobillos.

4. Relaja completamente las pantorrillas, luego las rodillas y los muslos. Dedica suficiente tiempo a estas áreas, ya que puede haber tensión acumulada en ellas.

5. Concéntrate en relajar el hueso pélvico y las caderas, y siente cómo se derriten en el suelo a medida que te liberas de toda la tensión. Aprieta los glúteos y suelta esta posición.

6. Libera la tensión en tu abdomen y baja espalda, luego en la parte superior de la espalda y el pecho.

7. Permite que tus dedos se relajen apretándolos y soltándolos, moviéndolos hacia sus muñecas, antebrazos, codos y brazos.

8. Frunce los hombros hacia arriba. Relaja tus hombros completamente y asegúrate de que no estás tirando de ellos hacia arriba o manteniendo el exceso de tensión. Dejarlo todo relaja los músculos del cuello.

9. Frunce los labios y luego sueltalos en una posición neutral para eliminar la tensión. Aprieta los músculos de la cara y sueltalos, luego haz lo mismo con los ojos. Arruga tu frente con el ceño fruncido, luego relájate por completo.

10. Continúa respirando profundamente mientras te relajas por completo. Abre los ojos cuando estés listo.

. . .

Meditación de bondad

Ser amable contigo mismo es algo que debes hacer todo el tiempo. Es difícil mirarte a ti mismo con amabilidad si sientes que tus hábitos alimenticios son malos o cuando un antojo se vuelve intenso. Usa esta meditación para ayudarte a superar los sentimientos de negatividad y mejorar tu bondad hacia tu cuerpo y alma.

1. Siéntate en un área tranquila y cómoda, como tu sofá favorito, en el jardín o sobre algunas almohadas.

2. Cierra los ojos y vuelve tu atención a tu respiración. Nota cómo el aire se mueve a través de tu cuerpo y la subida y bajada de tu pecho. Tomar conciencia del momento presente.

3. Pídele a tu respiración que sea un mensajero mientras se mueve a través de todo tu cuerpo y mente. Deja que comunique cómo te sientes en este momento. Observa el mensaje, pero no lo juzgues ni reacciona ante él.

4. Sintoniza tu respiración nuevamente. Encuentra la pausa justo antes de exhalar. Siente la negatividad y la tensión abandonando tu cuerpo mientras exhalas.

5. Visualiza una presencia amorosa. Podría ser alguien por quien te sientes amado, alguien que ha fallecido, un amigo amado o una figura espiritual. Incluso podría ser un animal o un objeto inanimado. La presencia amorosa debe producir sentimientos de paz, seguridad y amor.

6. Concéntrate en los sentimientos amorosos que esta presencia te imparte. Siente cómo te calienta de adentro hacia afuera, o imagina que te abraza esta presencia que permite que la luz penetre desde afuera hacia adentro.

Permite que todos estos sentimientos y emociones positivas estén contigo en el momento.

7. Deja que la presencia le diga afirmaciones, como decir "Eres hermosa", "Te amo" o "Tú marcas la diferencia". No fuerce esta comunicación, solo piensa en lo que la persona podría decirte para ayudarte a experimentar vibraciones positivas.

8. Pon tu mano sobre tu corazón. Presiona estas emociones iluminadoras en tu cuerpo, permitiéndoles filtrarse a través de tu cuerpo y penetrar cada célula. Repite continuamente las afirmaciones positivas.

9. Coloca tus brazos alrededor de tu cuerpo para abrazarte en un abrazo. Podrías usar otros toques físicos para ayudarte a experimentar la presencia también, como acariciarte el cabello, darte palmaditas en el hombro o tocarte la mejilla. Permítete estar rodeado de amor y luz. Deja que emerja de tu núcleo e irradie desde tu cuerpo.

10. Pasa algún tiempo en este momento de alegría. Una vez que estés listo, abre lentamente los ojos, y continúa tu día con este enfoque en la amabilidad.

Diario

Llevar un diario es una práctica simple de atención plena y una herramienta de afrontamiento emocional. Requiere que escribas tus pensamientos y sentimientos, lo que te ayudará a comprenderte mejor.

. . .

Muchas personas descubren que escribir les ayuda a identificar comportamientos problemáticos, desencadenantes o problemas emocionales profundamente arraigados que requieren ayuda profesional. Identificar los problemas emocionales le permite trabajar con sus pensamientos y emociones de manera productiva. Utiliza un diario dedicado a la alimentación emocional. Incluso podrías usar el mismo que se usa como diario de alimentos.

Comienza el proceso de llevar un diario escribiendo tu estado actual, lo que te hace feliz y cualquier infelicidad.

Presta especial atención a tus sentimientos y relaciones hacia la comida. Tu diario es un espacio para la honestidad, así que escribe tus verdaderos sentimientos. No intentes endulzar la verdad. Repite este ejercicio de escribir un diario una vez a la semana y observa cómo cambia tu perspectiva.

Escribir un diario es la mejor manera de lidiar con las emociones fluctuantes. Toma notas por la mañana, antes y después de las comidas y antes de irse a dormir sobre tu estado emocional actual y cómo afecta tu alimentación. Las indicaciones del diario son útiles si no sabe sobre qué escribir. Un aviso es una afirmación o pregunta que te da inspiración para tu escritura. Prueba algunas de las siguientes indicaciones para ayudarte con la alimentación consciente y la atención plena en general.

. . .

¿Qué tan hambriento estás?

¿Cómo te sientes mientras comes?

¿Cuáles son tus sentimientos después de comer?

¿Cuáles son tus comidas favoritas y por qué?

¿Qué aprendiste sobre la comida durante tu niñez?

Escribe tu día perfecto de alimentación saludable.

Escribe tus metas para el control del peso y tu vida.

¿Cómo ha cambiado su percepción de los alimentos en la última semana, mes o año?

¿Qué malos hábitos y relaciones alimentarias necesitas eliminar de tu vida?

¿Cuáles son sus pasatiempos o actividades favoritas podría hacer en lugar de comer?

Querido cuerpo, quiero embarcarme en la alimentación consciente porque... me amo porque…

Llevar un diario proporciona inspiración para el éxito futuro. Puede ayudarte a comprenderte mejor y permitirte aceptarte tal como es mientras creas hábitos productivos. Te permite tener una imagen positiva para trabajar y proporciona motivación para una alimentación saludable.

Haz pequeños cambios

Hacer frente a tus emociones requiere una práctica constante, al igual que la alimentación consciente. No es un proceso fácil y debes ser amable contigo mismo en el camino.

A veces, se dedica con todas tus fuerzas a una nueva actividad, pero se vuelve insostenible a largo plazo porque el cambio es demasiado grande. Es mucho mejor empezar con pequeños cambios y construir una vida de hábitos saludables. Esta estrategia te asegura dominar un concepto antes de pasar a otro. Las ideas a continuación son pequeños cambios que puede hacer para ayudarlo y puede agregar algunas de sus propias ideas si lo considera conveniente.

Mindful eating

Elige una emoción

Revisa tus notas del mes e identifica la emoción que surge con más frecuencia. Solo tienes que elegir una emoción. Los demás tendrán un turno en una etapa posterior. Para este ejercicio, usemos el estrés como la emoción principal en las notas.

Encuentra estrategias de afrontamiento

Determine cómo puede lidiar con esta emoción de una manera saludable. Por ejemplo, podría lidiar con el estrés a través de la meditación, el ejercicio o la lectura en lugar de comer.

Centrarse en el gatillo

Cada vez que sientas la necesidad de comer, identifica la emoción predominante en ese momento.

Esta emoción está provocando que comas, así que si la identificas como estrés (por ejemplo), continúa con el siguiente paso.

Usa la nueva técnica

Después de identificar el desencadenante como la razón por la que deseas comer, es hora de actuar. Ponga en juego su lista de estrategias de afrontamiento para esta emoción, incluso si es solo por un corto tiempo. Por ejemplo, podrías hacer meditación de relajación, dar una caminata rápida de cinco minutos o leer un par de páginas de tu libro favorito.

Permita que la nueva técnica tome el lugar de comer hasta que pase el impulso de comer.

Obtener apoyo

Involucra a tu familia y amigos en tu viaje emocional y de pérdida de peso. Es útil encontrar un socio responsable con quien pueda hablar diariamente sobre cómo le fue con la emoción que está tratando. Muchas veces, un compañero de rendición de cuentas puede ayudarte a superar tu emoción, si lo llamas cuando tienes dificultades para practicar la estrategia de afrontamiento.

Pueden hablar contigo durante unos minutos o dar un paseo contigo para ayudarte a distraerte de tu anhelo emocional.

· · ·

Repetir

Una vez que tengas una emoción bajo control (alrededor de un mes después), repite el proceso con la siguiente emoción predominante en tu lista. Sé paciente, puedes tener éxito.

Toma cinco

Comer sin sentido se convierte en un evento automático, pero puedes detenerlo si presionas pausa por unos momentos. Detente en seco cada vez que tengas un antojo o tengas ganas de comer. Mientras te prestas atención a ti mismo, puedes considerar por qué tienes un antojo y decidir tomar un curso de acción diferente. Lo más importante es tomar cinco minutos, eso es todo.

Pregúntate si puedes esperar cinco minutos para comer. Sí eso parece un desafío demasiado grande, espere un minuto, y otro minuto, y otro, hasta llegar a los cinco minutos. Sé paciente contigo mismo, y continuamente te pides que esperes. No es que no vayas a comer, solo necesitas algo de tiempo para pensar antes de comer.

Regístrate con tus emociones y hambre mientras toma cinco. Determina tus emociones predominantes, mida su hambre en la escala correspondiente e intenta encontrar una forma diferente de lidiar con el deseo.

· · ·

Anota estas emociones y otra información, especialmente si decides comer algo, para que puedas entender tu decisión más adelante.

Hacer algo más

¿Qué harías si no puedes comer en este momento? Trata de nombrar al menos cinco cosas que podrías hacer en lugar de comer y escríbelas en tu diario. La manera más fácil de superar el comer sin sentido es hacer otra cosa cuando quieras comer. Aquí hay varias cosas que podrías hacer cuando tengas un antojo.

Visualizar

Tu imaginación es una herramienta poderosa. Úsalo para entretenerte y distraerte de los antojos de comida.

- Visualízate lleno de energía.
- Imagínese en el peso de sus sueños.
- Pinta un cuadro de felicidad.
- Visualice una comida saludable.
- Piensa en tus sueños para el futuro.

Muévete

Cuando te mueves, liberas la misma sensación de bienestar y las hormonas como cuando estás comiendo.

Comienza a moverte y sentirte bien sin la culpa de la comida.

- Dé un paseo alrededor de la manzana.
- Baila.
- Toca un instrumento.
- Lava tu auto.
- Haz algo de jardinería.
- Prueba ropa nueva.

Pasa tiempo con otros

La socialización es una excelente manera de acabar con los antojos. Te da tiempo para pensar en algo más que comida.

- Llama a un amigo.
- Lea un libro a los niños.
- Sea voluntario en una organización benéfica local.
- Juega un juego de mesa.
- Asiste a un evento.

Cuídate

El amor propio es esencial si deseas avanzar en tu viaje de control de peso. Aprecia tu cuerpo y quién eres cuidándolo adecuadamente.

- Ve por un masaje.
- Gracias por su arduo trabajo.
- Tomar una siesta.
- Ir para una manicura y pedicura.
- Compra flores para ti.

Exprésate

No reprimas tus emociones, en cambio, déjalas salir.

Cuando liberamos emociones, te liberas.

- Escribe tus diez razones principales para hacer ejercicio.
- Lleva un diario.
- Grita.
- Escribe una nota de agradecimiento para alguien.
- Orar.

Ordena tu vida

Una vida organizada conduce a una mente organizada.

Comience a ordenar el desorden a su alrededor y tendrá un efecto mental positivo.

- Dobla la ropa.
- Lava los platos.
- Escribe una lista de cosas por hacer.
- Planifica tus vacaciones.
- Crea un plan de comidas.
- Limpia un cajón de chatarra.
- Completa un proyecto inconcluso.
- Haga una lista de sus prioridades y metas.

Elige tus opciones favoritas de las listas anteriores. Haz una lista con tus cinco a diez ideas principales y llévala contigo dondequiera que vayas. Saca tu lista tan pronto como sienta un antojo y ponga a prueba sus tácticas de distracción.

Ideas para emociones específicas

Todas estas actividades pueden parecer un poco abrumadoras y abstractas al principio.

Es útil tener ideas para cuando experimente emociones específicas, de modo que tengas una estrategia rápida para lidiar con tus antojos. Aquí hay algunas ideas.

Estrés

Comienza a hacer ejercicio para que tu sangre bombee. Distribuye tu rutina fitness en un número determinado de sentadillas, flexiones, burpees o saltos de estrella a la vez. Trata de trotar, andar en bicicleta o nadar si quieres poner distancia entre tu y el evento estresante. El yoga o pilates ofrece un desafío y mejora la conciencia, ya que requiere tu plena concentración. Haz un ejercicio de meditación, hazte un masaje en el cuello y los hombros, respira profundamente y bebe mucha agua.

Celebraciones

Cuando logras algo increíble, quieres celebrarlo, y deberías hacerlo, pero no recurras a la comida. Encuentra otra recompensa. Disfruta de un nuevo atuendo o equipo de pasatiempo. Alimenta tu emoción con una actividad llena de adrenalina, como la escalada en roca o el ciclismo de montaña. Toma un baño de burbujas, ten buen sexo o hazte un tratamiento de belleza.

· · ·

Buscando Consuelo (Soledad, tristeza y depresión)

Después de un largo día o un evento difícil, no hay nada mejor que un plato de tu comida reconfortante favorita.

Ahora es el momento de cambiar este hábito y encontrar otras formas de encontrar comodidad. Pídele a un amigo que venga a charlar, darle un abrazo a alguien y ver una película para sentirse bien. Acurrúcate en tu manta favorita o juega con tus mascotas. Medita o haz yoga. Toma una taza de té. Encuentra consuelo en la naturaleza y mira una puesta de sol. Un baño de burbujas a la luz de las velas con música suave de fondo hace mucho bien.

Aburrimiento

Comer sin sentido ocurre cuando estás aburrido, por lo que es hora de deshacerse de este sentimiento. Haz una lista de las cosas que has estado postergando y que quieres hacer.

Elija un elemento de esta lista cada vez que se sienta aburrido, y completa esta tarea cuando identifiques el aburrimiento. Limpia tu habitación, ordena tu armario, lava el auto o archiva algo. Cambie de habitación y pase algún tiempo leyendo, pintando o escribiendo un diario. Escuche música, llame a un amigo o haga algo de ejercicio.

Socialización

Comer y socializar son socios frecuentes, por lo que necesita que su círculo social lo ayude con esto. Elige otra cosa para hacer que no sea comer. Podrías jugar un deporte en equipo, ir a caminar o andar en bicicleta, o ir a bailar.

Considera ir a los bolos, asistir a una noche de pintura o ver una película. Caminar con amigos durante la hora del almuerzo es útil y desafiarse unos a otros para asistir a carreras benéficas divertidas.

Hacia un futuro positivo

La atención plena te ayuda a hacer frente a los problemas de una manera eficaz y saludable. Con las estrategias de este capítulo, reducirá los pensamientos negativos y aumentará la confianza en sí mismo. Mindfulness te ayudará a ganar control sobre tu vida, disminuyen los sentimientos abrumadores y te permite identificar los factores desencadenantes de la alimentación. Utiliza estos mecanismos de afrontamiento con frecuencia y como una herramienta de colaboración con la alimentación consciente.

8

Atención Plena Y Trastornos De La Alimentación

Los trastornos alimentarios se refieren a una variedad de condiciones psicológicas que resultan en el desarrollo de hábitos alimenticios poco saludables. Podría comenzar como una obsesión por la comida, aversión a la comida, problemas con el peso y la forma del cuerpo. Muchas personas ocultan sus trastornos alimentarios porque temen el juicio de los demás, pero dejar estos trastornos sin tratar puede conducir a una salud perjudicial e incluso a la muerte en casos extremos. Consulta a un médico si crees que tienes un trastorno alimentario para que pueda ayudarte a recuperar tu salud.

La atención plena es una parte popular de los tratamientos para los trastornos alimentarios. Es útil para ayudarlo a enfocarse en lo positivo de las cosas y ayuda a separar su estado psicológico de tus hábitos alimenticios. Tanto los comedores compulsivos como los comedores emocionales se benefician de las prácticas de alimentación consciente.

Atracones

Los atracones son un trastorno alimentario frecuente y es posible que no te des cuenta de que lo tienes. Un atracón se refiere a un período de tiempo en el que se consume una gran cantidad de alimentos en un intento de escapar de tus emociones. Alrededor del 70 % de las personas obesas comen en exceso, pero la alimentación consciente puede reducir los atracones en más del 50 % (Bjarnadottir, 2019).

Los atracones son diferentes de comer en exceso, ya que los atracones se producen incluso cuando una persona no tiene hambre. Poco después de un atracón, te sentirás culpable o avergonzado por tus acciones.

Síntomas

Hay varios signos de ser un comedor compulsivo. Puedes colar bocadillos, a veces un supermercado lleno, en su habitación, comerlos en secreto y luego ocultar la evidencia.

Otro ejemplo es comprar un pastel para los amigos pero terminarlo solo, lo cual es seguido por la culpa. Es posible que te encuentres pidiendo tres comidas y un batido de un ayuno. restaurante de comida y comer de todo, lo que resulta en sentimientos de saciedad incómoda.

Esto es diferente a comer en exceso ocasionalmente, lo que podría verse como comer sin pensar una gran cantidad de palomitas de maíz durante una película.

Otros síntomas de los atracones incluyen:

- Comer hasta sentirse incómodamente lleno
- Comer solo para evitar la vergüenza
- Comer muy rápido
- Comer sin señales de hambre
- Experimentar tristeza, soledad, culpa y disgusto.

Si te encuentras comiendo grandes cantidades de alimentos en poco tiempo y sientes que este comportamiento está fuera de control, entonces debes considerar tu situación con cuidado. Los comedores compulsivos necesitan una gratificación instantánea y, aunque es posible que consumas alimentos tan rápido que se vuelve insensato, necesitas la comida para sentirte mejor contigo mismo, incluso si es por un tiempo muy corto. Es posible que tengas un trastorno por atracón si te dan atracones al menos una vez a la semana durante más de tres meses.

Razones para comer compulsivamente

. . .

Hay muchas razones por las que una persona puede volverte un comedor compulsivo. Algunas razones se basan en cuestiones emocionales, mientras que otras tienen sus raíces en asuntos familiares. Cualquiera que sea el motivo de sus atracones, debe abordar la situación de inmediato para recuperar tu salud.

Genes

Los atracones pueden convertirse en un asunto de familia, ya que podrías ser parte de tu genética. Si un padre o abuelo era un comedor compulsivo, entonces es posible que tengas el mismo gen de atracones, lo que aumenta tus posibilidades de ser víctima de este trastorno alimentario. Los genes responsables de las señales de atracones afectan las redes en su cerebro que normalmente controlan el estado de ánimo y el apetito. Tener un gen de atracones no significa que se convertirá en un comedor compulsivo; este trastorno tiene que ser desencadenado por otra cosa.

Comer por imitación

Tu familia y crianza afectan tus hábitos alimenticios. Los adultos son un ejemplo para los niños, por lo que sus atracones pueden haber sido algo que aprendió de los miembros de su familia.

. . .

Tenga mucho cuidado si tiene niños u otras personas que lo admiren; no deseas influir negativamente en tus hábitos alimenticios. Los atracones deben ser tratados, pero si estás luchando, entonces no te atraques frente a personas impresionables.

Dieta extrema

Las dietas imponen restricciones en la elección y el consumo de alimentos, lo que más tarde conduce a los atracones. Al seguir una dieta, es posible que debas omitir comidas, comer muy poco o simplemente necesitar un día de trampa. En lugar de tratarte a ti mismo, podrías darte un atracón de todo lo que no está permitido en tu plan de dieta. Por supuesto, esto da como resultado sentimientos de culpa y es posible que te encuentres comiendo aún más.

Depresión

Existe un vínculo entre la depresión y los atracones, pero la causa y el efecto exactos aún son confusos. Los investigadores están tratando de entender si la culpa y la vergüenza por los atracones causan depresión, o si es al revés. Independientemente, aproximadamente la mitad de los comedores compulsivos también tienen depresión, así que considéralo una señal de advertencia si ambos están presentes en tu vida.

Estrés y ansiedad

Los eventos traumáticos o estresantes pueden llevar a una persona a comer en exceso. Por lo general, esto ocurre a corto plazo y la persona vuelve a los hábitos alimenticios saludables una vez que se elimina el estrés. Es posible que hayas experimentado comer en exceso antes de los exámenes o después de perder a un amigo. Esto se relaciona estrechamente con el comer emocional. Si esta situación no se trata o si deja que se salga de control, es posible que descubra que con frecuencia te dan atracones ante el menor signo de estrés.

Baja autoestima

Cuando no estás contento con tu cuerpo, te sientes mal contigo mismo, lo que conduce a una baja autoestima. Esto podría ser el resultado de sus propias creencias o algo que alguien más haya dicho. Navegar por las redes sociales y las revistas tampoco ayuda en la situación, porque los medios retratan los cuerpos de manera diferente a como se ven en la realidad. La baja autoestima puede causar atracones y culpa extrema que resulta en una espiral descendente.

Los atracones siguen siendo un riesgo para la salud y tienen muchas complicaciones. Si te das un atracón, puedes experimentar ansiedad, depresión y otros problemas psicológicos.

También aumenta tu riesgo de desarrollar diabetes, hipertensión y enfermedades cardíacas, lo que lo hace susceptible a un accidente cerebrovascular y daño a los órganos.

Alimentación consciente para superar

Trastorno por atracón

Los atracones dan como resultado emociones negativas después de comer rápido y en exceso. Por el contrario, la alimentación consciente se centra en la experiencia de comer y la moderación. El mindfulness es un tratamiento ideal para los atracones. Te permite verte a ti mismo objetivamente mientras permaneces consciente del momento actual. La atención plena rompe las barreras protectoras que establece con los atracones y le permite ver la recuperación de una manera saludable. La alimentación consciente le permite ver los alimentos como una herramienta nutricional en lugar de un mecanismo de supervivencia. A su vez, puede ocuparse de su preocupación por los atracones de una manera eficaz.

La atención plena puede ayudarte a superar los atracones al reducir los pensamientos negativos y te permite desarrollar tu confianza a través de una alimentación adecuada.

. . .

Si eres un comedor compulsivo o sientes que se acerca un episodio de atracones, entonces puedes seguir los siguientes pasos para ayudarte a convertirte en un comedor saludable y consciente.

Reconoce tu hambre

Usa la escala del hambre con frecuencia durante el día para ayudarte a establecer si tienes hambre en ese momento. Come algo tan pronto como califiques tu hambre como tres o cuatro. Evite llegar al nivel uno o dos, porque tendrá tanta hambre en ese momento que será más probable que coma en exceso, lo que podría resultar en atracones. Evalúa tu hambre después de 15 a 20 minutos de comer y deténgase cuando alcance un nivel seis o siete. Si todavía tienes hambre, espera 15 minutos antes de comer algo más. Es posible que ahora te sientas lleno y no caigas presa de los atracones.

Elimine los alimentos dignos de atracones

Probablemente tengas una lista de comidas favoritas para darse un atracón. Puede ser chocolate, pastel, papas fritas, comida rápida, helado o cualquier otra cosa. Limpia tu casa de todos estos alimentos para que no caigas en la tentación de los antojos.

. . .

Concéntrate en tu comida

Utiliza tantas técnicas de atención plena mientras comes tanto como sea posible. Apaga los dispositivos y las pantallas para evitar distraerte, siéntate a la mesa para comer y no intentes realizar múltiples tareas mientras comes.

Usa un diario de alimentos

Anote todos los alimentos que come y cómo se siente al comer. Estudia tu diario de alimentos en busca de factores desencadenantes. Eso también te ayuda a identificar si realmente comiste demasiado o si esto es producto de tu imaginación.

Reemplaza el aburrimiento con actividad

El aburrimiento conduce con frecuencia a los atracones, especialmente si estás solo y comienzas a sentirte triste o deprimido. Encuentra actividades para hacer en tu tiempo libre en lugar de quedarte tirado en casa. Ser productivo hace que sea más fácil mantener una actitud positiva y no deja tiempo para atracones.

· · ·

Los atracones son un trastorno alimentario grave que puede indicar problemas emocionales o psicológicos subyacentes.

Una vez que se ocupa de estos problemas, puede superar los atracones. La alimentación consciente es el cambio de estilo de vida ideal si tiene problemas con los atracones porque aún puede disfrutar de sus comidas favoritas, aunque de una manera más responsable.

Alimentación emocional

El comer emocional ocurre cuando decides hacer frente a tus emociones comiendo. Algunas personas se refieren a esta situación como comerse sus emociones, porque no tienen hambre físicamente pero buscan consuelo en la comida.

Este consuelo en realidad proviene de la liberación de hormonas para sentirse bien en el ciclo biológico.

Síntomas de la alimentación emocional

Probablemente tengas una buena idea si eres un comedor emocional porque sabes que buscas comida cuando tus emociones van en una montaña rusa.

· · ·

Puede comer cuando está estresado, triste, ansioso, aburrido, feliz, enojado u otras emociones. Comes con la esperanza de sentirte mejor, ya que crees que te calmará o te hará más feliz.

Los comedores emocionales utilizan la comida como recompensa por hacer algo bueno o como recompensa por superar una situación difícil. Puede comer incluso si no tiene hambre y podría estar comiendo después de alcanzar la saciedad. La comida puede ser un refugio seguro para ti, un amigo que te apoye cuando necesites ayuda emocional.

Causas de la alimentación emocional

La alimentación emocional no sucede por casualidad. Hay algún precursor que hace que cojas comida para lidiar con tus emociones. En esencia, es una emoción la que desencadena este comportamiento compulsivo, pero comprender qué causa esta emoción ayudará a arrojar luz sobre sus elecciones.

Hábitos de la niñez

La mayoría de tus hábitos en la edad adulta provienen de lo que te enseñaron de niño.

· · ·

Tus padres podrían haberte recompensado por un buen período escolar llevándote a tomar un helado, regalándote una barra de chocolate después de caerte o comprando comida para llevar para la familia si uno de tus padres tuvo un día ocupado. Todas estas acciones fueron hechas con buenas intenciones, pero te enseñaron a comer cuando emocionalmente estás bien. Ahora, repites las mismas acciones en tu vida adulta.

Estrés

El estrés puede hacer que tengas más hambre y que comas en exceso. El estrés crónico genera una hormona llamada cortisol, que produce antojos de alimentos dulces, salados y fritos. Todos estos alimentos permiten una liberación rápida de hormonas para sentirte bien y proporcionan energía. Si no puedes controlar tu estrés, entonces estarás en riesgo de comer emocionalmente.

Emociones adormecedoras

El comer emocional es un comportamiento de evitación.

Cuando experimentas emociones no deseadas, puedes decidir comer algo, en lugar de enfrentar tu inestabilidad emocional.

Ignorar tus emociones no es la solución a tus problemas.

Necesita abordar la situación real para liberarse del comer emocional.

Sentimiento de vacío

A veces, sientes como si tuvieras un vacío en tu vida. Esto podría deberse al aburrimiento o al sentimiento de vacío. Si experimentas este vacío, entonces podrías decidir llenarlo con comida. Comer es una distracción cuando siente que no tiene un propósito o no está seguro de cómo lograr la satisfacción.

Influencias sociales

Los entornos sociales provocan fácilmente comer en exceso y comer emocionalmente. Puede ponerse nervioso o sentirte estresado en los círculos sociales y comenzar a comer como mecanismo de supervivencia. La emoción y la felicidad de pasar tiempo con los demás también pueden provocar una gran alegría, lo que puede conducir a una comida de celebración.

. . .

Siempre es una buena idea determinar la(s) causa(s) de su alimentación emocional. Te ayuda a abordar el problema real y puede identificar los desencadenantes emocionales.

Identificar la causa puede no suceder de la noche a la mañana y puede ser bastante complejo, pero la investigación aumentará su atención plena.

Ciclo de la alimentación emocional

La comida se puede usar como una recompensa o un estímulo en alguna ocasión. No es un problema si lo haces de esta manera, pero no puedes dejar que se convierta en un comportamiento compulsivo. Si comer se convierte en su principal mecanismo de afrontamiento de las circunstancias emocionales, pronto puede enfrentar el ciclo perpetuo de alimentación emocional.

Hay cuatro pasos en el ciclo:

- Te enfadas por algo.
- Tienes un antojo abrumador de comida.
- Comes en exceso, aunque lo sepas mejor.
- Te sientes avergonzado y culpable.

Este ciclo continúa una y otra vez. Puedes comenzar en cualquier punto de este ciclo y pronto se dará cuenta de que pasa a los otros pasos. Es muy difícil salir de este ciclo, y te castigarás porque sientes que estás fallando. La única forma de escapar de este círculo vicioso es aprender mejores formas de lidiar con sus emociones. La atención plena es una estrategia para ayudarte a superar la inestabilidad emocional.

Diferencia entre emocional

Hambre y Hambre Física

Un gran problema con el comer emocional es que las personas no lo reconocen como emociones, sino que asumen que es hambre. Separar las emociones del hambre es esencial si quieres superar el comer emocional. Las diferencias entre estos conceptos pueden parecer un poco vago en su vida diaria, pero los comedores conscientes se vuelven más conscientes, y esto lo ayudará a identificar lo que realmente está experimentando.

Aquí hay una comparación.

- El hambre emocional comienza rápidamente, mientras que el hambre física aumenta gradualmente.

- El hambre emocional se presenta como pensamientos de comer, mientras que el hambre física se manifiesta en el estómago.
- El hambre emocional aparece como antojos agudos e incesantes, mientras que el hambre física genera gruñidos que ocurren de vez en cuando.
- El hambre emocional se satisface con ciertos alimentos, texturas o sabores, mientras que el hambre física se satisface con cualquier alimento, incluso los que no te gustan.
- La alimentación emocional es difícil de satisfacer, y la mayoría de las personas comen demasiado, pero el hambre física solo requiere una porción regular de comida para sentirse satisfecho.
- Comer emocionalmente puede provocar sentimientos de vergüenza, arrepentimiento y culpa después de comer, mientras que el hambre física no provoca sentimientos negativos.

Sé consciente de tus emociones

La atención plena puede ayudarte a ordenar tus emociones.

Te permite ser consciente de lo que sientes sin juzgar y abrazar estas emociones. Aquí hay una técnica para la atención emocional:

- Realiza algunas respiraciones profundas.
- Dí a ti mismo: "Está bien sentir ..."
- Nombra la emoción y dale la bienvenida a tu ser, incluso si tiene cualidades negativas.
- Permanece neutral en tu actitud hacia las emociones, pero ten un sentido de curiosidad y amabilidad.
- Pregúntale a la emoción qué quiere de ti y escucha atentamente las peticiones de tu ser interior.
- Agradece la emoción por compartir estas ideas y dígale que trabajará para mejorar la situación.
- Toma algunas respiraciones profundas y luego continúe con sus próximas actividades.

Este ejercicio rápido le permite sintonizar con las necesidades de su cuerpo. Permite que su cuerpo encuentre la paz y le asegura que lo protegerá de otras maneras, en lugar de crear una defensa a través de los alimentos.

También puede usar este proceso como indicaciones para escribir en su diario de alimentos.

Alimentando tus sentimientos

. . .

Convertirse en un comedor consciente es una excelente opción si tiene problemas con la alimentación emocional.

Hay tantas actividades y herramientas de alimentación consciente que pueden ayudarlo a determinar si experimenta hambre física o emocional, y estas herramientas pueden ayudarte a vencer tus antojos emocionales. Superar el comer emocional es un desafío, pero puede hacerlo con determinación y valor.

Al comenzar con la alimentación consciente, debe darse cuenta de que no siempre podrá decir no a la alimentación emocional. Habrá momentos en los que te encuentres buscando comida porque nada más te da satisfacción.

Cuando esto sucede, usted debe mantener en cuenta tres principios. Estos tres principios van a ayudarte a seguir siendo un comedor consciente durante los episodios de alimentación emocional.

1. Acepta que comer emocionalmente es una elección que hace para ayudarte a sobrellevar una situación. Hacer frente no es un fracaso, por lo que comer emocionalmente tampoco puede ser un fracaso, y no existe ninguna razón para sentirse culpable.

2. Sigue los principios de alimentación consciente cuando comas emocionalmente. Esto significa que debe comer con conciencia, permanecer en el momento, sentarte a la mesa, evitar otras distracciones, etc.

El período de alimentación debe tener un inicio y un final identificables para evitar comer sin sentido.

3. Comer emocionalmente no requiere comer en exceso. Deje de comer cuando su nivel de hambre esté en cinco o seis grados en la escala de hambre.

La alimentación emocional puede ayudarte a superar una situación actual si te mantienes atento durante todo el proceso. La alimentación consciente debe convertirse en un ritual que puedas aplicar independientemente de tus circunstancias porque se centra en la conciencia. Utilice sus técnicas de alimentación consciente para frenar sus emociones crecientes, de modo que coma con sensatez y sin sentimientos de vergüenza o culpa.

Conquistar la alimentación emocional

Decidir cambiar de un comedor emocional a un comedor consciente es un gran paso. Debes estar orgulloso de ti mismo por querer lidiar mejor con tus emociones y de manera más saludable. Encontrar estrategias de afrontamiento alternativas es importante si desea reemplazar el comer emocional de una vez por todas. Cada vez que sientas que se acerca un ataque emocional, tómate un momento para identificar la emoción subyacente. Una vez que nombras el movimiento, puedes usar una técnica adecuada para hacerle frente. Si se siente solo o deprimido, haga algo para levantar el ánimo, como recordar un buen momento con amigos, hojear un álbum de fotos o jugar con sus mascotas.

Lidia con la ansiedad y el estrés transfiriendo tu energía nerviosa a través del baile, la meditación, el yoga o apretando una pelota antiestrés. El agotamiento se puede superar tomando una ducha o baño caliente, usando aromaterapia y aceites esenciales, bebiendo una taza de té y durmiendo una siesta.

Batir los trastornos alimentarios

Cualquier cambio en los hábitos alimenticios es difícil, más aún cuando el hábito es parte de tu propia existencia y una forma de sobrellevar la situación. Los trastornos alimentarios no tienen cabida en su vida, así que retome el control de su alimentación y vencer los atracones y la alimentación emocional. Mantenga una actitud positiva, sumérjase en otras actividades y felicitate por las pequeñas victorias.

Tienes todo el poder dentro de ti para transformar tu vida, y la atención plena puede ayudarte a manifestar esta fortaleza para controlar tus conductas alimentarias.

9

Alimentación Consciente Y Pérdida De Peso

La pérdida de peso es un tema candente en la mayoría de las conversaciones. Dondequiera que vaya, escuchará a personas hablar sobre su peso y cómo están tratando de perder algunas libras por tal motivo o evento. La sociedad promueve constantemente la idea del tamaño "perfecto", pero no es realista y solo conduce a conductas alimentarias poco saludables.

Piensa en ti y en tu círculo social cercano por un momento.

Identifique algunos comportamientos destructivos de pérdida de peso que exhiben. Algunas personas se saltan comidas, deciden ayunar o solo comen coliflor y pollo durante un mes. Hay cientos de dietas de moda y demás llamadas soluciones rápidas, que prometen perder peso en un abrir y cerrar de ojos. Esto es poco realista y poco saludable.

Tienes que alimentar tu cuerpo adecuadamente si quieres estar saludable. Sí, es posible que pueda reducir el tamaño de las porciones, el consumo de azúcar y cafeína, y limitar los refrigerios. Todas estas cosas son buenas, pero puedes hacerlas todas con moderación y sin restricciones a través de una alimentación consciente. La alimentación consciente funciona porque cambia tu comportamiento cognitivo y estilo de vida en lugar de decir lo que puedes y no puedes comer.

Alimentación consciente contra una dieta

¿En cuántas dietas has estado en las que has perdido peso y no lo has vuelto a recuperar?

Muy pocas personas logran usar dietas a corto plazo para perder peso a largo plazo. Alrededor del 85% de las personas que pierden peso haciendo dieta recuperarán el peso perdido (más algunas libras adicionales) apenas unos años después de sus esfuerzos. Por el contrario, los estudios que utilizaron la alimentación consciente encontraron que las personas obesas perdieron peso a un ritmo saludable y no recuperaron peso en los meses siguientes. La mayoría de los participantes pudieron mantener su peso o perdieron algunas libras más. La alimentación consciente es mucho mejor que la dieta porque cambia su enfoque y comportamiento hacia los alimentos al tiempo que reduce el estrés relacionado con la alimentación.

La alimentación consciente funciona porque mejora tu relación con la comida en lugar de restringirla.

Las dietas creen que la pérdida de peso es posible solo a través de la fuerza de voluntad. Tienes que usar la autodisciplina para apegarte a una lista limitada de alimentos, ignora tu hábito de antojos. por completo, y solo comer en ciertos momentos, lo que te permite perder peso. Esto es una ilusión. Es posible que pueda hacer frente a la mentalidad de dieta durante unos días o semanas, pero en algún momento se emocionará, tendrá antojos o necesitará energía para continuar con su día. No le negarías la comida a un niño de cinco años que dice que tiene hambre física, pero las dietas esperan que te niegues la comida a ti mismo, incluso cuando experimentas hambre física real.

El problema con las dietas es que establecen altas expectativas, te dan una lista de lo que debes y no debes hacer, pero luego te dejan colgando. Las dietas etiquetan la comida como buena o mala, lo que te hace creer que elegir la comida equivocada te convierte en una "mala" persona.

No hay más apoyo para ayudarlo durante los días en que su dieta es un desafío. No le enseñan a lidiar con sus antojos o cómo hacer que una alimentación saludable sea una experiencia a largo plazo.

· · ·

La alimentación consciente es todo lo contrario de una dieta. Es un concepto suelto centrado en comer con conciencia. Puedes comer lo que quieras cuando quieras, siempre y cuando seas consciente de la experiencia y comas en respuesta a tus señales físicas. La alimentación consciente lo alienta a escuchar lo que su cuerpo necesita y responder en consecuencia. Al centrarte en los mensajes internos, aumentas tu conciencia y logras comer justo lo que necesitas para satisfacerte. Permites que tu cuerpo te diga cuándo está lleno y tienes herramientas como la escala del hambre para ayudarte a entender estas indicaciones. La alimentación consciente puede ayudarte a perder peso y ver la comida como lo que es, un recurso nutritivo.

Bajar de peso con éxito es una actividad difícil de alcanzar. Las dietas son desafiantes, especialmente cuando consideras cuántas hay y la variedad de sus reglas. Es difícil decidir cuál es la mejor dieta para tu cuerpo y las preocupaciones de tu salud. La mejor dieta parece ser la que los medios anuncian actualmente, y eso puede cambiar mañana. Algunos programas de pérdida de peso se centran en el estableci-miento de objetivos, como decir que debe perder diez libras en seis semanas, mientras que otros adoptan un enfoque conductual y requieren que haga pequeños ajustes en su alimentación a diario. Las dietas pueden enfatizar el consumo de una cantidad determinada de calorías y requieren ejercicio frecuente, pero ambos requisitos comienzan a parecer un castigo después de un tiempo.

· · ·

La alimentación consciente es un puente entre diferentes dietas.

Pone el control en tus manos ya que tú te conoces mejor.

Fomenta la conciencia de las calorías, comer alimentos más saludables mientras se comen porciones más pequeñas de golosinas especiales, y utiliza la actividad, incluido el ejercicio, como una forma de hacer frente a sus antojos y emociones. Al concentrarse en el viaje desde la alimentación sin sentido hasta la alimentación consciente, comienzas a darte cuenta que las creencias de las dietas sí tienen un propósito, pero las aplicas de una forma más sana y adecuada a tus gustos personales

Pérdida de peso versus bienestar

Cuando decide perder peso intencionalmente, está obligando a su cuerpo y mente a cambiar sus procesos internos. Este proceso se llama termogénesis adaptativa y altera su psicología, fisiología y biología. Su cuerpo está acostumbrado a mantener un nivel de grasa corporal basado en su sistema nervioso, pero está presionando este sistema de almacenamiento para que cambie con la pérdida de peso intencional. Este repentino.

. . .

El cambio en la dieta no es algo que su cuerpo tome amablemente, lo que significa que revertirá fácilmente el proceso si comete un error con su dieta.

Los cambios descritos anteriormente son de naturaleza metabólica, pero su cuerpo también tiene que adaptarse biológicamente. Tu cuerpo resistirá estos cambios inmediatos alterando su equilibrio químico. Por ejemplo, restringir la comida puede aumentar los antojos y, al mismo tiempo, disminuir la leptina, que es la hormona responsable de la sensación de saciedad. Además, las dietas restrictivas provocan distracción, irritabilidad y respuestas emocionales intensas, especialmente los atracones y el consumo de alimentos cuando no se tiene hambre.

El otro problema con las dietas restrictivas es que se basa en información externa. Aprendes a comer una lista fija de alimentos en ciertos momentos, y tienes que seguir las reglas establecidas por alguien que no sabe lo que está experimentando tu cuerpo. Todos estos factores son externos a su cuerpo. A través de este proceso, comienzas a desconfiar de las señales de tu propio cuerpo y ya no te das cuenta de lo que está tratando de decir. Necesitas volver a aprender cómo ser autosuficiente y confiar en ti mismo, lo que te ayudará a mejorar tu autoestima.

La mejor forma de conocerte a ti mismo es a través del mindfulness.

La atención plena desvía la atención de la pérdida de peso y dirige su atención al bienestar tanto a nivel físico como psicológico. Te enseña a buscar internamente señales sobre la comida y a buscar nuevas formas de satisfacer tus preocupaciones reales. Incluso si no pierde peso con una alimentación consciente, su bienestar general mejora. Esto conduce a mejoras generales en la salud porque ya no consume alimentos menos saludables en grandes cantidades y no come en exceso. Es posible que descubra que tiene niveles más bajos de colesterol y glucosa en la sangre, episodios de depresión más cortos, menos antojos de alimentos y una perspectiva generalmente positiva. Estos son solo algunos de los beneficios que obtienes al concentrarte en el bienestar en lugar de en la pérdida de peso.

Desencadenantes de comer en exceso

La pérdida de peso con atención plena es posible, pero debe hacer cambios en la base. Ser consciente de tu situación actual es una de las mejores maneras de pasar de estar sin sentido a ser consciente. Le permite identificar los desencadenantes de comer, que conducen a comer en exceso. En esencia, comer sin sentido que resulta en un aumento de peso es debido a comer en exceso. Una vez que identifique sus desencadenantes de comer en exceso, puede limitar su exposición a estos elementos y comenzar a recuperar el control consciente.

. . .

Hay tres desencadenantes principales que debe tener en cuenta para comer en exceso sin sentido.

Distracción

Estar distraído es un factor importante en comer en exceso.

Es posible que no se dé cuenta de cuánto come mientras mira televisión, está ocupado con el trabajo o navega por las redes sociales. Incluso una conversación general durante la cena puede distraerlo de su comida. Debe identificar cualquier distracción al comer para poder abordarla ahora.

Escribe una lista de estas distracciones en un diario de alimentos. Si no te gusta escribir, date una pista visual de las distracciones usando notas adhesivas. Coloca una nota adhesiva en cualquier cosa que pueda ser una distracción mientras come, por ejemplo, su teléfono celular, un calendario de pared, una pintura sin terminar, etc. Cuando se siente a comer, colóquese lejos de estas distracciones para que toda tu atención esté en tu comida.

Emociones

. . .

Tu estado emocional afectará tus esfuerzos para perder peso. Diferentes emociones afectan el equilibrio hormonal en tu cuerpo, incluso si estás comiendo solo lo que debes en cantidades limitadas, las hormonas en tu cuerpo podrían evitar la pérdida de peso porque las hormonas son un mecanismo de defensa. Primero debes lidiar con tus emociones, y tu pérdida de peso seguirá. Repasa la sección sobre alimentación emocional del capítulo anterior para ayudarte con este desencadenante.

Ambiente

El espacio en el que se encuentra en cualquier momento del día podría tener señales externas que lo inciten a comer.

Podrías estar sentado en el automóvil sin un bocado de comida, mirar hacia arriba y ver una valla publicitaria que anuncia una barra de chocolate y terminar deteniéndote en la tienda para comprar una. Mientras mira televisión y navega por las redes sociales, ve publicaciones sobre comida y comida. En su propia casa, es posible que se enfrente a la comida, incluso de algo inofensivo, como una foto de una reunión social en un restaurante. Identifique estos desencadenantes para comer y haga un plan sobre cómo los manejarás en el futuro.

Práctica la alimentación consciente

Consejos para bajar de peso

Ya aprendiste varias técnicas de atención plena que puedes aplicar a tu vida. Si tu plan es perder peso, definitivamente debes hacerlo, pero no lo consideres un castigo. Comience a ser plenamente consciente de su decisión y abrace el viaje hacia una persona más saludable y delgada.

Técnicas para reducir el exceso de comida

Una gran parte de comer en exceso es comer rápido y no obtener lo suficiente para satisfacer sus antojos. Aquí hay tres técnicas para recuperar el control de sus hábitos alimenticios. Te ayudarán a ser más consciente y le darán a tu cuerpo el tiempo suficiente para enviar señales de saciedad, lo que significa que dejarás de comer antes.

Comer en la oscuridad

Una gran parte de la conciencia durante la comida proviene de señales visuales. Puede ver la cantidad de comida que tiene en su plato, el tipo de alimentos y los colores. Quita tu sentido de la vista para potenciar el resto de tus sentidos.

. . .

Puedes comer una comida completa en la oscuridad de la noche, cerrar los ojos para dar unos cuantos bocados o usar una venda en los ojos. Cuando no puede ver lo que hay en su plato, debe confiar en sus papilas gustativas para obtener información. Estás menos tentado a comer de todo porque tienes que comer más despacio, lo que te permite darte cuenta de las señales de saciedad. Comer en la oscuridad podría conducir a porciones mucho más pequeñas, y puede usar esto como un indicador para futuras porciones.

Enciéndelo

Comes más rápido y más cuando tienes los utensilios adecuados. Cambiando sus utensilios por completo, como se ve anteriormente, puede ayudarlo a comer más despacio y ser más consciente de su alimentación. Haga esto con frecuencia si está comiendo en exceso y quiere perder peso.

Una bola curva de papilas gustativas

El primer bocado de comida siempre tiene un sabor increíble, pero los bocados posteriores pierden este efecto. Esto lleva a comer más porque buscas la misma experiencia que tuviste con el primer bocado. Tus papilas gustativas comienzan a reconocer el sabor y se acostumbran a él, por lo que comer el resto es menos atractivo, pero sigues comiendo en busca de satisfacción.

Si experimenta esto, prueba un bocado de un alimento diferente que tenga otra temperatura, textura o sabor. Espere unos segundos, luego vuelva a la primera comida y tomé otro bocado. Determina si sabe diferente y ahora te satisface. Si no es así, acepte que no tendrá la misma experiencia que el primer bocado y aléjate de este alimento.

Entrevista contigo mismo

La atención plena requiere un gran interés en ti mismo y en la comunicación que te da tu cuerpo. Cuando intenta perder peso, se enfrenta constantemente al deseo de comer y necesita aprender las señales de su cuerpo para comprender lo que realmente quiere. Esta situación requiere tiempo y práctica. Una forma de ayudarlo a desarrollar una sensación de conocimiento sobre el hambre es tener una entrevista consigo mismo cada vez que sienta la necesidad de comer.

También puedes usar esta estrategia si ya te metiste comida en la boca sin pensar, ya que te ayudará a comprender qué te llevó a esta acción.

La pregunta principal que desea responder es por qué está comiendo. Necesitas investigar si tienes hambre.

· · ·

Esto es muy difícil de saber porque las posibilidades de experimentar hambre física real son muy escasas, ya que no es algo a lo que estés expuesto con frecuencia. Hay tres preguntas que pueden ayudarlo a comprender su hambre y si debe comer.

1. ¿Necesito comer?

Si realmente necesita comer, experimentará señales físicas de hambre. O necesita energía a través de calorías, macronutrientes de proteínas, grasas y carbohidratos, micronutrientes como vitaminas y minerales, o una combinación de estos. Cuando necesite comer, podría tener señales físicas como cansancio, ruidos estomacales o mareos. Estas señales deberían alertarte sobre el hecho de que comer no se puede posponer por más tiempo.

2. ¿Quiero comer?

Si simplemente quieres comer, generalmente es porque tienes antojo de algo que sabe bien. Su antojo podría ser por algo que no es nutritivo y está cargado de sal, azúcar y grasa. Un sabor y una textura agradables o favoritos podrían estar justo en la parte superior de la lista. Tendrás un repentino deseo de comer estos alimentos, así que espera unos minutos a que pase el antojo. Si cedes a la tentación, toma una porción muy pequeña y consérvala con atención.

3. ¿Siento que debo comer?

Hay algunas situaciones en las que sientes que deberías estar comiendo, pero es posible que no tengas hambre en absoluto. Pregúntese si su entorno actual o las señales externas son la razón detrás de comer en este caso. No necesita ajustarse a las normas sociales, así que cambia a una actividad diferente o mida su hambre en la escala adecuada antes de comer innecesariamente.

Algunas otras ideas

Aquí hay algunas ideas y consejos más para ayudarlo con sus esfuerzos para perder peso. Todas estas ideas promueven la atención plena.

Dormir lo suficiente

Dormir muy poco te da más hambre y es más probable que comas cuando te despiertes. Dormir al menos ocho horas por noche. Practica la atención plena antes. vas a la cama para ayudarte a concentrarte en dormir. Apaga todos los dispositivos digitales, haz ejercicios de relajación o meditación y sé agradecido mientras te acuestas a dormir. Cuando se despierte a la mañana siguiente, tómese un momento para estar agradecido por el nuevo día y evalúe su hambre usando la escala de hambre antes de decidirse por un refrigerio para masticar sin pensar.

Conclusión

¿Cómo ha cambiado tu vida desde que comenzaste el proceso de convertirte en un comedor consciente?

Visualiza tus escenarios de antes y después por un momento, tal como tomaría fotos de antes y después cuando está en una iniciativa de pérdida de peso. Cree una imagen antes y después de comenzar con la alimentación consciente. Considere cómo ha cambiado su vida en el proceso. Tu imagen anterior podría ser la tuya y la de tu familia comiendo una pizza entera mientras beben refrescos y miran fijamente la televisión. En su visualización posterior, representa tu nueva realidad: una familia comiendo junta en la mesa, compartiendo una sola pizza, entendiendo las señales de saciedad y hablando sobre la experiencia de la comida.

Lleva tu visualización un paso más allá. Piensa en el tipo de comedor consciente que quieres ser dentro de un año. Es posible que te veas perdiendo peso, siendo más saludable, con más energía y con ganas de vivir.

Tu relación con la comida podría ser aún mejor, es posible que hayas plantado algunas frutas, verduras y hierbas tú mismo, y la comida chatarra tiene un papel muy pequeño en tu vida. ¡Qué gran lugar para estar! Aférrate a esta visión mientras continúas comiendo conscientemente.

Tu relación con la comida es una parte importante de tu vida. Siempre estará ahí, por lo que debe aprender a mejorar esta relación de una manera saludable. La comida es una pieza existencial de nuestra existencia. La comida es algo increíble porque viene de la tierra, al igual que tú.

Tienes una conexión con la tierra a través de tu consumo de alimentos. Cada bocado de comida que tomas es la suma de los esfuerzos de la naturaleza. Todo el universo, el sol, la luna, la tierra y el agua, trabajan juntos para proporcionar productos increíbles para que los consumas. Debes hacer esto con alegría y disfrute, en lugar de sentirte culpable y avergonzado. Una vez que aprende a comer adecuadamente a través de la alimentación consciente, obtiene la capacidad de fortalecerse. tu conexión con la comida y la tierra.

La alimentación consciente es la opción perfecta para un estilo de vida saludable, ya que fomenta el aprecio por la comida, en lugar de restringir la dieta. Es saludable tener varias opciones de alimentos. Comer alimentos con diferentes texturas, gustos y sabores es saludable. Quitar el estrés de comer es saludable. Disfrutar de la comida es una parte crucial para nutrir el cuerpo y el alma, por lo que una buena experiencia con la comida es saludable.

La forma en que preparas la comida tiene mucho que ver con la forma en que la consumes. Preparar su comida es parte de la experiencia de comer conscientemente, ya que crea aprecio y conciencia. Te da la oportunidad de dar gracias por la creación de la naturaleza y su capacidad para desempeñar un papel crucial en tu vida. Mientras prepara y come su comida, satisface su hambre física mientras presta atención a las cualidades nutritivas de comer de manera saludable. Aprender a saborear cada bocado crea un vínculo entre tu cuerpo físico, la comida y tu espíritu.

Use las prácticas de alimentación consciente todos los días, manténgase enfocado y no se castigue por los pequeños deslices. Tienes el poder dentro de ti para cambiar. Una vez que manifiestas tu alimentación saludable en hábitos diarios, te das permiso para disfrutar la comida plenamente y sin restricciones. Estos hábitos se convierten en un estilo de vida que puedes llevar contigo dondequiera que vayas y seguir siendo viable a pesar de los obstáculos que enfrentes. Toma la decisión de cambiar tu vida hoy. Toma la decisión de estar más saludable y cuidar tu cuerpo mientras comes lo que quieres comer.

9 781646 948321